"十二五"职业教育国家规划教材

经全国职业教育教材审定委员会审定

U0813637

HULI LUNLI

护理伦理

（第二版）

温树田 主编

陈红 田静波 边蕾 副主编

高等教育出版社·北京

内容提要

本书为“十二五”职业教育国家规划教材，参照了相关的最新国家职业技能标准和行业职业技能鉴定规范，结合本课程近几年的实际教育情况，在第一版的基础上修订而成。

全书较为系统地介绍了护理伦理的形成和发展，并对护理伦理的基本理论、基本规范、基本范畴，以及基础护理、责任制护理、整体护理和专科护理工作中的护理伦理、护理伦理修养、护理伦理教育、护理伦理评价等问题进行了翔实的阐述。本书收集了我国数位南丁格尔奖获得者感人的护理伦理故事，在每章的结尾有护理伦理案例及思考题，以便于提高学生分析和解决护理实践中出现的护理伦理问题。

本书配套网络教学资源，通过封底所附学习卡，可登录网站（http://sve.hep.com.cn），获取相关教学资源。

本书适用于卫生职业院校五年制高职护理类专业学生使用。也可供在职护理人员培训提高之用，以实现增容新知识、传授新理念、提升新技能的目标。

图书在版编目（CIP）数据

护理伦理 / 温树田主编．--2 版．-- 北京：高等教育出版社，2012.8 (2014.12 重印)
护理类各专业用
ISBN 978-7-04-035122-4

Ⅰ．①护… Ⅱ．①温… Ⅲ．①护理伦理学－中等专业学校－教材 Ⅳ．①R47

中国版本图书馆 CIP 数据核字（2012）第 158287 号

策划编辑 崔 博　责任编辑 崔 博　封面设计 张志奇　版式设计 余 杨
责任校对 窦丽娜　责任印制 毛斯璐

出版发行	高等教育出版社	网　址	http://www.hep.edu.cn
社　址	北京市西城区德外大街4号		http://www.hep.com.cn
邮政编码	100120	网上订购	http://www.landraco.com
印　刷	北京中科印刷有限公司		http://www.landraco.com.cn
开　本	787mm×1092mm 1/16		
印　张	11.25	版　次	2005年7月第1版
字　数	250千字		2012年8月第2版
购书热线	010-58581118	印　次	2014年12月第3次印刷
咨询电话	400-810-0598	定　价	23.80元

本书如有缺页、倒页、脱页等质量问题，请到所购图书销售部门联系调换

版权所有 侵权必究

物 料 号 35122-A0

出版说明

教材是教学过程的重要载体，加强教材建设是深化职业教育教学改革的有效途径，推进人才培养模式改革的重要条件，也是推动中高职协调发展的基础性工程，对促进现代职业教育体系建设，切实提高职业教育人才培养质量具有十分重要的作用。

为了认真贯彻《教育部关于"十二五"职业教育教材建设的若干意见》（教职成〔2012〕9号），2012年12月，教育部职业教育与成人教育司启动了"十二五"职业教育国家规划教材（高等职业教育部分）的选题立项工作。作为全国最大的职业教育教材出版基地，高等教育出版社整合全国的优质出版资源，积极参与了该项工作，通过立项的选题品种最多、规模最大，充分发挥了教材建设主力军和国家队的作用。目前，已获立项的建筑工程技术、医药卫生、学前教育等专业的高等职业教育教材相继完成了编写工作，通过全国职业教育教材审定委员会审定并公示后，陆续出版。

高等教育出版社国家规划教材的作者中有参与制定高等职业教育新专业教学标准的专家，有高等职业教育国家专业教学资源库建设项目的主持人，有学科领域的领军人物，有企业的专业人员，他们是保证教材编写质量的基础。

高等教育出版社国家规划教材主要突出以下五个特点：

1. 执行新标准。以《高等职业学校专业教学标准（试行）》为依据，服务经济社会发展和人的全面发展。教材内容与职业标准对接，突出综合职业能力培养。

2. 构建新体系。教材整体规划、统筹安排，注重系统培养，兼顾多样成才。遵循技术技能人才培养规律，构建服务于中职高职衔接、职业教育与普通教育相互沟通的现代职业教育教材体系。

3. 找准新起点。教材编写遵循易用、易学、易教的原则，强调以学生为中心，符合职业教育的培养目标与学生认知规律。

4. 推进新模式。在高等职业教育工学结合、知行合一的人才培养模式下，改革教材编写体例，创新内容呈现形式，推进"任务驱动""项目化""工作过程导向""理实一体化”等教学模式的实施，突显了“做中学、做中教”的职业教育特色。

5. 配套新资源。秉承高等教育出版社打造数字化教学资源的传统与优势，教材内容与高等职业教育国家专业教学资源库紧密结合，纸质教材配套多媒体、网络教学资源，形成数字化、立体化的教学资源体系，为促进职业教育教学信息化提供有力支持。

为了更好地为教学服务，高等教育出版社将以国家规划教材为基础，组织教师培训和教学研讨活动，通过与教师互动以及滚动建设立体化教学资源，把教材建设提高到一个新的水平。

高等教育出版社

2014年7月

护 理 伦 理

（第二版）

编写委员会

（以姓氏拼音为序）

边　蕾　大同大学法学院

陈　红　大连市旅顺口区人民医院

陈艳东　辽源职业技术学院医药分院

金春玉　通化市卫生学校

田静波　江汉大学卫生职业技术学院

魏凤辉　白城医学高等专科学校

温爱丽　吉林大学通化医药学院

温树田　吉林大学通化医药学院

致同学

同学们，大家好！我是《护理伦理》第一、二版的主编温树田老师，欢迎同学们学习这门课程。

护理伦理是一门介于社会科学和自然科学之间的课程。它向同学们介绍了古今中外有关医护道德方面的历史渊源、医护道德原则、规范、范畴和相关的法律法规，以及医护人员在医疗实践中所遇到的护理伦理问题。

随着科学技术的飞速发展和人们对医疗卫生保健需求的日益提高，护理伦理在临床工作中越来越显得重要起来。作为未来的医护工作者不仅要有精湛的专业技术，还要树立起正确的人生观、价值观和养成高尚医德品质和良好的医疗作风，在为人民服务的医疗实践中科学、公正、合理地处理好医护关系、护患关系和各种与医疗护理工作有关的各种复杂的关系，避免可能发生的医疗纠纷。

为了增加同学们的学习兴趣，用更广阔的视野去了解护理伦理的过去、现在和将来，我们在教材的设计上采用了大量的史料文献和感人至深的伦理道德故事，配套的网络资源编写了国内外医护道德方面的有声读物和视频资料。在向他（她）们学习的同时增加了教材的趣味性和可读性。每单元结尾编辑的伦理案例分析，更加有助于大家提高运用护理伦理的知识去解决医疗实践中所发生的伦理道德问题的能力。

护理伦理教育的特点是实践性强，学习的目的在于应用。因此，要求同学们多思多练，融会贯通，学以致用。希望《护理伦理》能够成为同学们学习这门课程的好帮手，为同学们职业素养和职业能力的培养提供帮助。

虽然教材面世多年，几经修订，内容删减增添，力求完美，但书中所述仍难免挂一漏万。希望同学们不唯书，只唯实，勇于思考，通过学习本课程，提出宝贵意见，以日臻完善！

祝同学们学习进步！本书读者反馈邮箱 jlwst@126.com 。

温树田

2014 年 6 月

第二版前言

自1860年费洛伦斯·南丁格尔在英国圣·托马斯医院创建了第一所护士学校开始，护理伦理的教育和培养就成为护理教育的重要内容。随着医学的模式由生物医学模式向生物－社会－心理的医学模式的转变，护理工作的理念、理论也在不断发生变化。无论是基础护理、责任制护理，还是整体护理，都更加体现了护理伦理在护理工作中的重要地位。试想，一个没有良好护理伦理道德的护士，怎么能够完成繁杂艰辛而又充满爱心和责任感的护理工作呢？因此，护理伦理教育在护理工作中越来越彰显出其重要作用，加强护理伦理教育和培养是护理队伍建设的一项长期的、重要的工作。

我们2005年出版的《护理伦理》，至今已有十个年头了，在这漫长的岁月里，护理伦理学也有了较大的发展，对护理实践中出现的新问题、新观念和新技术都有了更深的解读和探索。这为学生学习护理伦理学、提高护理伦理水平有着重要的帮助作用，无疑会使护理伦理教育更具有时代性的特征。这将极大地促进学生学习护理伦理学的积极性，为将来做好护理工作打下坚实的基础。

《护理伦理》第二版是在第一版的基础上为学习护理专业和从事护理工作的人员编写的，全书较为系统地介绍了护理伦理的形成和发展。并对护理伦理的基本理论、基本规范、基本范畴，以及基础护理、责任制护理、整体护理和专科护理工作中的护理道德、护理道德修养、护理道德教育、护理道德评价等问题进行了翔实的阐述。本书着重突出护理工作的专业性、特殊性、实用性、科学性和时代性等特点。引导学生和护理工作人员自觉地进行护理伦理的学习，从而树立起正确的人生观和价值观，并在市场经济的环境中形成优良的护理伦理品质。使她(他)们在21世纪的医疗卫生保健服务中能更好地发扬救死扶伤的人道主义精神，以高尚的护理道德，精湛的护理技术，为提高人民群众的健康水平而努力奋斗。

为了便于学习，本书在内容的安排上，每单元的正文前面精选了我国部分南丁格尔奖获得者感人的护理伦理故事，在向她们学习的同时，也增加了本书的可读性和趣味性。在每单元的结尾有护理伦理案例及思考题，以便于提高学生分析和解决护理实践中出现的护理伦理问题的能力。

本书参加编写人员：温树田（第一单元、第二单元），陈红（第三单元、第四单元、第五单元），陈艳东（第六单元），田静波（第七单元、第八单元、第九单元、第十单元），边蕾（第十一单元、第十二单元）。

本书也可供在职护理人员培训提高之用，以实现增容新知识、传授新理念、提升新技能的目标。

编　者

2014年6月

第一版前言

护理伦理是护理专业学生的必修课，是思想政治教育的重要组成部分，学习护理伦理对加速社会主义精神文明建设和物质文明建设都有着积极的推动作用。学习护理伦理是形成良好的医护道德的需要，是培养技能型人才的需要。《护理伦理》全书系统地介绍了护理道德的形成和发展、护理道德基本理论、护理道德规范、护理道德范畴、基础护理、整体护理以及责任制护理、门急诊病人的护理、手术病人的护理、特殊病人的护理、心理护理、计划生育和优生护理、预防保健的护理、护理科研道德、护理道德修养、护理道德评价等问题。本书突出了护理专业的特殊性、实用性、科学性和时代性等特点。

开设护理伦理课程旨在加强学生的护理道德教育，引导学生自觉地进行护理道德修养，使学生树立正确的人生观、价值观，形成优良的护理道德品质。使其在21世纪的医疗卫生保健服务中，发扬救死扶伤的人道主义精神，以高尚的护德护风，精湛的护理技术，全心全意地为人民服务，为提高人民群众的健康水平而努力奋斗。

为了便于学生学习，本书在内容的安排上，每章的正文前面编写了医护道德故事，在医护道德案例中，增加了护理操作图片，从而增强了教材的可读性、灵活性和趣味性。为了使学生能够运用护理伦理的基础知识，在每章的最后附有医护道德案例、伦理分析以及思考题，以便于提高学生分析和解决护理实践中出现的伦理问题。

本书参加编写人员：温树田（第一章、第二章），陈红（第三章、第九章），郭健（第四章），孟繁臣（第七章、第十二章），邱言江（第十一章），沙吕律（第五章、第十三章），魏凤辉（第十章、第十四章），谢馨姝（第八章），周英果（第六章、第十五章）。另外，本书图片由陈红组织、海军406医院信息科陆国强主任拍摄提供。

本书可供卫生学校护理专业的学生以及医院的护理人员使用。根据教育部、卫生部制定的“职业院校护理专业领域技能型紧缺人才培养培训”指导方案，建议使用本教材时参考如下的课时分配方案：

序号	内　　容	学时数
1	第一章　绪论	0.5
2	第二章　护理道德的形成与发展	1.5
3	第三章　护理道德基本理论	1.5
4	第四章　护理道德的基本原则、规范和范畴	1.5
5	第五章　护理工作道德	0.5
6	第六章　护理关系道德	1.5
7	第七章　基础护理道德	1.0
8	第八章　整体护理与责任制护理道德	1.0
9	第九章　门急诊护理道德	1.0
10	第十章　特殊护理道德	3.0
11	第十一章　心理护理道德	1.0
12	第十二章　计划生育和优生护理道德	1.0
13	第十三章　预防保健护理道德	1.0
14	第十四章　护理科研工作中的道德	2.0
15	第十五章　护理道德教育、修养和评价	2.0
总　　计		20

由于编写时间紧促，加之学识水平所限，疏漏之处在所难免，所以，恳请广大师生在使用时，多加批评指正，以使之日后修订时臻于完善。

编　者

2004 年 7 月

目录

第一单元
绪　论

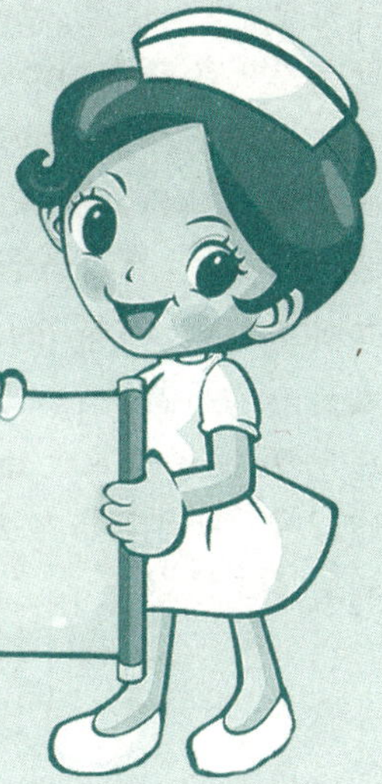

学习目标

1. 了解伦理学、道德、职业道德、护理伦理学。
2. 熟悉道德的职能。
3. 了解护理伦理学的研究对象和社会主义护理伦理学的基本特点。
4. 掌握学习护理伦理学的意义，巩固护理专业思想。

护理伦理学是一门关于卫生职业伦理道德理论的科学。护理伦理学是护理学与伦理学之间的交叉科学，它是研究护理实践和护理科研活动中的各种医护关系，并从中总结出护理人员的行为准则和规范。学习护理伦理学，对于护理专业学生和护理人员树立和发扬社会主义道德风尚，建设社会主义精神文明具有十分重要的意义。

护理伦理故事

弗洛伦斯·南丁格尔

弗洛伦斯·南丁格尔(1820—1910)，英国女护士，近代护理学和护理教育奠基人。在战争中担任战地救护工作，对改善伤病员的治疗和生活，做出了优异的贡献，博得各国公众的一致赞誉。1853—1856 年，在英国、土耳其等国和俄国之间爆发的克里米亚战争中，南丁格尔亲临战地，救护伤员，不仅表现了自己非凡的才能，而且还显示了她对伤病员的高度同情心和责任感。她恳请伤员不要怕洗伤口，真诚慈祥地花很多时间替伤员写信，对伤员无微不至地关怀，“好像她就是伤病员的母亲和姐妹”。南丁格尔每天工作时间都在 20 个小时以上。每天晚上 8 时以后，她让别的护士休息，自己提着一盏小灯，挨个看望病人，鼓励他们，安慰他们，用夜莺般的歌声来使病员忘记精神上的痛苦。所有的人都很崇敬她，亲切地喊她“提灯女神”。住过这家医院的伤病员们都说，只要她在你身旁停下来看上一眼，就会使你产生一种神奇的欣慰。她话语温柔，和蔼可亲，步伐轻盈，她的眼睛给人以温暖、勇气和力量，他们甚至觉得，吻一吻她的身影也是莫大的慰藉和幸福！由于过度的劳累，南丁格尔多次病倒，可是就在她发高烧滴水不进的情况下还惦记着伤病员。她发誓："在最后一名士兵没有离开战场前，决不返回家园。"她的事迹传遍了全英国，公众深深地感动了。南丁格尔以善良博大的胸怀，非凡的才能，端庄的举止，温柔的语言，在平凡的工作中，完全改变了护士原来在人们心目中"低人一等"的女佣形象，塑造了一个完美的"白衣天使"形象。她使护理工作成为一个高尚的职业，并为此树立了良好的护士道德风范。她在世时，国际红十字会在 1907 年的伦敦大会上就拟设立南丁格尔奖，作为鼓励各国护士的国际最高荣誉奖。1912 年，即南丁格尔去世后第二年，在华盛顿举行的第 9 届国际红十字大会正式确定颁发南丁格尔奖章。

第一节 伦 理 学

一、伦理学

伦理学是关于道德问题的理论，是研究道德发生、发展及道德现象的学说。

（一）伦理学含义及起源

伦理学是研究社会道德现象的科学，是一门关于道德的学问。它是从总体上和联系上考察各类道德现象，并从世界观和方法论上说明道德的本质、功能和各方面规律的理论科学。早在战国时期就先后出现了具有丰富伦理思想的《论语》、《墨子》、《孟子》、《荀子》等著作。到了秦汉时期，就形成了"伦理"这个概念。由于我国文化发展和科学分类的特点，伦理学的内容长时期同政治、哲学、礼仪和修身教育结合起来，直到近代才逐渐分化成独立的学科。

伦理学在西方叫道德哲学。大约在公元前 4 世纪，希腊哲学家亚里士多德在雅典学园讲授一门关于道德品性的学问，他创造了一个新名词——"Ethika"即伦理学。清朝末年，资产阶级启蒙思想家严复（1853—1921）在戊戌变法前，译述英国人赫胥黎的《天演论》（即《进化论与伦理学》）的时候，才把道德哲学译成了伦理学，而后伦理学这一名词就广泛应用了。"伦"是指人与人之间的关系，"理"是指道德观念和行为准则。"伦理"就是处理人们相互关系所遵守的道德准则。伦理和道德没有原则区别，一般人们认为道德侧重于道德实践，常用来讲道德行为、道德规范、道德表现等。它包括政治道德、社会道德、职业道德、婚姻家庭道德等。而伦理侧重于道德理论，是道德现象的抽象和概括，多用于把道德当做一门科学来对待的情况。因而研究道德的科学国内外一般称为伦理学。中国古代的《论语》、《大学》和希腊的《尼可马克伦理学》就是中外伦理思想史上最早的几部伦理学著作。

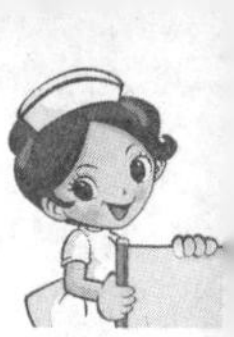

（二）伦理学研究的范围、内容

伦理学研究的范围，一般有以下四个方面：人与人之间的社会道德、人与自然关系的自然道德、个人与自身关系的个体道德、人与超自然存在物之间关系的宗教道德。目前就我国伦理学的研究来说，主要侧重于前三个方面。

伦理学研究的内容主要是：道德的产生、发展变化的规律；道德实质和社会作用；道德规范的内容和发生作用的方式；道德与经济、政治、法律、哲学、科学、文艺、宗教的关系；道德教育和道德实践；各种伦理思想的分析与研究。随着社会的发展，伦理学研究的范围和内容会有更进一步的丰富和发展。

二、道德

（一）道德含义及起源

道德是由经济基础决定的上层建筑和特殊的意识形态，是以善恶为评价标准的，通过社会舆论、传统习惯和内心信念来维系调整人们行为规范的总和。这个道德定义具体讲包含相互联系的三层意思。

第一，道德深藏在经济结构中，是一定经济关系的产物，既反映社会的物质生活条件，也随着社会物质生活条件发生的变化而发展变化。

第二，人们的社会生活和行为活动是多方面的，尽管道德也是调整人们行为的规范和准则，然而道德是以善恶为评价标准来调整人们的行为，区别于政治、法律、宗教等规范和准则。在人类复杂的社会生活中，道德只能调整人们行为的一部分，而不是全部。

第三，在调整人们行为时，道德是以社会舆论、传统习惯和内心信念来维系的，其作用方式也区别于政治、法律等其他意识形态。道德的起源是一个复杂的问题，它的产生及演变和社会的发展是分不开的。在这个问题上有几种错误观点：一是神源论。我国的孔子把道德的起源归结为天，即归结为上苍、神的意志。他认为道德来源于天，是天的旨意，"天生德于予"即上天把圣德交给了孔子，而后孔子才制定道德规范去教诲人们遵守。欧洲中世纪的神学家也认为道德起源于上帝，是神的启示。基督教的摩西"十诫"如：孝敬父母、不杀人、不奸淫、不偷盗、不陷害人、不贪不义之财等，被认为是上帝的启示，后来形成教规，即道德戒律。这是客观唯心主义的道德起源论。二是心源论。孟子说过："仁义礼智，非由外铄我也，我固有之也"。[①]意思是仁义之类的道德规范根源于人心，是先天固有的"良知"，而不是后天形成的，不是从外部获得的。这是主观唯心主义的道德起源论。还有的把道德起源归结为人的"自然本性"，认为追求个人的幸福和利益是人类的天性，因此，"趋乐避苦"成了道德的根源。凡是人们认为快乐、有益的就是善，相反就是恶。快乐与痛苦，有益与有害，善与恶都是从本性中产生

① 杨伯峻译注：《孟子译注 · 告子章句上》（下册），中华书局 1960 年版，第 259 页。

的。这种观点仍然归属于主观唯心主义的道德起源论。总之,马克思主义以前的思想家,由于历史条件和阶级地位的局限,都是从神、心,以及抽象人性中引申出道德规范,总是离开历史发展和社会实践去探求道德的起源,因而都不能正确地说明道德的起源问题。

马克思主义坚持辩证唯物主义和历史唯物主义的基本观点,认为道德的起源既不是上帝的意旨、先天固有的良知,也不是人的自然本性。道德是社会现象,应当从社会存在去说明社会意识,从人类社会的历史发展和社会实践中去说明道德的起源。人类为了生产和生活,必须结成一定的社会生产关系。道德就是在一定的社会生产关系基础上,在人类生产劳动和相互交往中,逐步产生和发展起来的。

社会关系的形成和人类意识的产生是道德产生的前提。道德是社会的产物,是人类社会特有的现象。离开社会,离开人与人之间的相互关系,就不会有道德和不道德的问题。假如只身一人,离群索居,生活在孤岛上,那在他的生活中既无所谓道德,也无所谓罪恶。因为在那里他既无法表现道德,也无法表现罪恶。道德和不道德是被理解为对他人、对社会有益的行为和有害的行为。道德的基本问题之一就是个人与他人、个人与集体的利益关系问题。道德的使命就是调节这种利益关系。道德的产生还必须以人类意识的产生为条件。意识的产生是与语言交织在一起的。人类在社会的共同劳动和相互交往中,产生了语言。语言的产生又促进了抽象思维能力的发展,从而才可能对自然界,以及对人与人的关系产生一定的认识,才可能认识到个人与个人、个人与社会之间在利益上存在矛盾,认识到有调节这种关系的必要,才可能产生调节自身行为的规范。所以社会关系的形成和人类意识的产生是道德产生的前提条件。

社会分工的出现和发展,是道德形成的关键。在人类社会最初阶段,人类还是一个不可划分的整体。原始人生活在一起,有着生死与共的关系。随着生产的发展,到了民族、部落阶段,内部出现了劳动分工。分工使个体劳动在生产过程中的作用提高了,人们各自有特殊的活动范围而逐步从整体中分化出来,逐步意识到个人的存在。社会分工的交换还加强了不同劳动者之间的联系,并逐步出现了个人与个人、个人与整体的矛盾,这就必然产生调节这些矛盾的自觉要求,于是逐渐形成了维护整体利益的义务观念,产生了义务和权利之类的道德意识。这是最早的道德观念,是人类道德产生的标志。使道德成为相对独立的意识形态,在社会生活中对人的行为起着调节作用。

(二)道德的职能

道德在有阶级的社会具有鲜明的阶级性。历史上任何阶段都十分注重通过道德对人们进行教育和培养,以塑造本阶级需要的理想人格。在中共中央《关于社会主义精神文明建设指导方针的决议》中指出:“社会主义精神文明建设的根本任务,是适应社会主义现代化建设的需要,培养有理想,有道德,有文化,有纪律的社会主义公民,提高整个中华民族的思想道德素质和科学文化素质。”道德在培养人们成为“四有”公民,使一代新人获得全面发展中起着举足轻重的作用。

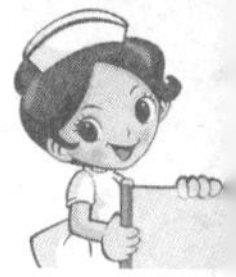

道德有以下三种职能：

1. 认识职能

通过认识职能使人们辨别善恶，提高分辨是非能力，达到完善的人格。道德指导人们认识自己对家庭、对他人、对集体、对社会、对国家的责任和应尽的义务，也教导人们正确认识社会道德生活的规律和原则，从而使人们选择正确的行为和生活道路，这种认识职能，通过道德意识和道德判断来完成。

2. 调节职能

道德通过调节的职能，使人们关系和谐。道德的调节职能也是道德的主要职能，它通过评价、教育、指导、示范等方式和途径来指导和纠正人们的不道德行为，促进人们从现有的行为转变为应有的行为，起到调节人们之间的关系的作用。使个人与个人、个人与集体、社会的矛盾缓和或消除，以达到关系完善和谐。

3. 教育职能

通过道德教育的职能，唤起青年学生向善的积极性，逐步达到崇高境界。

上述道德的三种职能是相互联系的，相互作用的，并通过实践体现出来。因此，青年学生充分认识和利用道德职能作用，使自己得到全面发展。

三、职业道德和社会主义职业道德

（一）职业道德及其起源

人类社会生活，除了爱情、婚姻、家庭形式外，还有各种职业生活，这种职业生活是人类社会生活得以发展的生命线。职业是指人们在社会生活中对社会所承担的一定职责和所从事的专业业务，它是具体实现人类物质生活资料和精神生活资料的生产和再生产的基本组织形式。职业是社会分工的结果和表现，职业的形成和发展是人类社会发展的缩影。

职业道德是指从事各种职业的人，在整个职业活动中应当遵循的行为规范和准则。在原始社会，由于生产力十分低下，人们不可能分别进行生产活动，无论从事狩猎或耕作，都是集体行动、共同合作，劳动所得在全体成员中平均分配。因此，在那个时候，只有调整各氏族内部关系的一般道德规范，没有为某种职业所特有的职业道德规范。随着生产的发展，相继出现农业、畜牧业、手工业和商业的分工，各自形成单独的生产部门，人们分别从事比较专业的生产活动。这样才开始有了不同的职业和从事不同职业活动的职业工作者。人们在长期的职业活动中便逐渐认识并形成了简单的、与职业活动相联系的职业行为规范。随着生产的不断发展，职业的种类不断增多，职业的范围不断扩大，同一职业内部及不同职业之间的关系日益复杂，各种职业道德在社会生活中起着越来越巨大的作用。古今中外不少思想家和从事各种职业活动的先进人物，不断从职业实践中对职业道德进行总结和研究，提炼出各种职业道德规范，使得各种职业道德理论逐渐发展和完善。职业道德是职业范围内的特殊道德要求，在适用范围上是有限的，不是普遍的。它只是应用于从事某一职业活动的职业工作者。如医德中的“济世救人”、教师道德中的“言传身教”、商业道德中的“买卖平等”等规范，不仅在过去的各个社会中是一致的，就是在今天仍然继续发挥作用。职业道德的形式多样且具体，有多少不同的职业，就有多少不同的职业道德，而且往往采用规章制度、工作守则、生活公约、操作规程等多种具体形式表现出来，内容鲜明具体，易于实践，以帮助从事各种职业活动的人养成良好的道德习惯。职业道德的社会作用是多方面的，概括地说，它可以促进职业者人生观的形成和道德品质的培养，可以调节职业活动中的各种相互关系，影响社会的道德风貌，维持社会的正常生活，使整个社会生活保持相对稳定和比较和谐的发展，职业道德的好坏在很大程度上影响整个社会道德。

（二）社会主义职业道德

社会主义职业道德是社会主义社会从事各种职业活动的劳动者应当遵守的行为规范。它是在批判继承人类历史上职业道德优秀成果的基础上，在不断总结社会主义职业实践经验的过程中逐渐丰富发展起来的。社会主义职业道德的核心是全心全意为人民服务，以主人翁态度对待自己所从事的工作。它与历史上的职业道德相比，具有以下基本特征：

第一，社会主义社会的职业道德规范是以集体利益为出发点，与共产主义道德的基本原则集体主义完全一致，都是共产主义道德在职业活动中的具体表现。

第二，社会主义的职业道德规范与职业活动的目的是统一的，两者均是为了更好地满足社会和广大人民群众的需要，服务于社会，服务于人民。

第三，社会主义职业道德的形成不是自发的，需要靠对职业劳动者进行教育和灌输。

（三）社会主义职业道德的基本要求

1. 端正职业态度

社会主义职业道德所要解决的问题是职业态度。职业态度包括对本职业的认识、情感和劳动态度。首先，热爱和尊重本职工作。每一名投身职业生活的人应充分认识本职业在社会整体中的地位和作用，认识本职业的社会价值和道德价值。在社会主义社会，一切有益于国家和人民的职业都是光荣的。凡是辛勤劳动，为国家、为人民作出贡献的劳动者，都是光荣的。青年学生不要被陈腐的观念束缚，要热爱和尊重本职工作，才能在自己的岗位上取得突出的成就。其次，树立主人翁的劳动态度。在社会主义社会，劳动人民对生产资料有不同形式的所有权和支配权，享有管理国家事务和社会事务的权利。全体劳动者都是国家和职业的主人翁，是建设社会主义的基本力量。因此，劳动者要站在主人翁的立场上，通过主动的、诚实的、创造性的、各尽所能的劳动，在满足社会需要的过程中满足个人需要，用辛勤的汗水谱写社会主义不朽的篇章。

2. 培养职业良心

职业良心是指人们在整个履行义务的过程中形成的一种道德意识，是个人对自己应尽的职业责任的认识和评价。首先，职业良心在职业生活中具有导向、监督和评价的作用。职业良心在职业行为的全过程中一直起着巨大的作用,它是人们发自内心的道德力量。其次,培养和唤醒对社会主义事业和人民利益的高尚的职业良心,就要树立和增强职业责任感,自觉地履行职业义务,忠于职守。职业责任感是由人们的内心信念支配去自觉履行社会义务的心情。一般说来,社会主义职业是责、权、利的统一。其中,“责”是主导方面得到的合理收益。滥用职权,谋取不正当的利益,都应受到职业良心的谴责。

3. 珍惜职业荣誉

英国著名的教育学家洛克有句名言“荣誉是德行的奖品”。所谓职业荣誉,就是对职业行为的社会价值所作出的公正的客观评价和正确的主观认识。职业荣誉从客观方面说,是社会对劳动者履行职业责任和职业义务的行为所作出的赞赏的评价,是职业行为的价值体现和价值尺度。从主观方面说,是劳动者职业良心中的知耻心、自尊心、自爱心的表现,是对职业道德行为的自我评价。它能使一个人自觉地按照客观要求的尺度去履行义务,宁肯作出自我牺牲,也要保持尊严、信誉和人格完善。

4. 遵守职业纪律

职业纪律是在职业生活中所应遵守的一种行为规范。它要求劳动者遵守秩序、执行命令和履行自己的职责。它是调整职业内部、职业之间、职业与国家、职业与服务对象关系的一种重要方式。没有一定的职业纪律,任何社会的职业生活都不可能正常进行。因此,要进行社会主义建设,就必须自觉而严格的遵守社会主义职业纪律。

第二节 护理伦理学

一、护理伦理学

护理伦理学是研究护理道德的科学,是运用一般伦理学原理和道德原则来解释和调整护理实践中人与人之间相互关系的科学,是护理学与伦理学相结合的一门边缘科学。许多医学和社会学的学者们以马克思主义伦理道德观作为指导思想,广泛联系其他各门学科,吸取了许多成果,使护理伦理学无论在内容上还是在研究方法上都有不断的发展和更新。

二、护理伦理学的研究对象

护理伦理学研究的对象是护理领域中的道德现象,它是由医学领域和护理实践中的特殊性所决定的。具体地说,护理伦理学的研究对象主要包括以下几个方面:

(一) 护理人员与病人的关系

护士的职责是帮助病人早日恢复身心健康,处理好这一关系的基本原则是全心全意为病人服务。护理人员与病人的关系是服务者与被服务者的关系，是护理伦理学研究中关键的、首要的核心问题和主要的研究对象。这一关系的和谐、密切、协调与否都将关系到病人的健康安危和护理质量的高低，影响到医院的医护秩序和医院的精神文明建设。

随着社会的进步、人们的文化水平和文明程度的提高，护理人员与病人的关系也随之变化，这种关系的调节作用也越来越明显，对护理人员的要求也越来越高，期望值也越来越大。这就要求护理人员要不断学习，增强法制观念和道德观念，提高护理职业道德，更好地去处理好这种关系。

（二）护理人员与医护人员的关系

护理人员与医护人员的关系，包括护理人员与医生、护士与护士、护士与医技人员、护士与行政及后勤人员之间的多元关系。在护理活动中，护理人员与其他医护人员有着广泛的联系和接触，从而构成医院的有机整体。这个整体应当处在一个相互协作、相互配合、相互支持、相互尊重的关系之中。因此，处理好医护关系至关重要，它直接影响着集体力量的发挥和医护质量的提高。

（三）护理人员与社会利益的关系

在护理工作过程中，每个护理人员的活动总是在一定的社会关系中进行的。因此，护理人员在为病人康复、为社会护理服务中，不仅要照顾病人的局部利益，更要照顾到全社会的利益。如计划生育、人工流产、先天性缺陷新生儿处理、安乐死等问题，从社会的利益的角度看就不难解决。只有从国家利益、社会公益的道德出发，尊重他人，服从公益，才能处理好护理人员与其他社会利益之间的关系。

（四）护理人员与医学科研的关系

护理科学是医学科学的组成部分，护理人员既是护理工作操作者又是科研工作者，随着护理科学的发展和医学高新技术在临床上的广泛应用，现代医学中出现了许多伦理难题，如人体实验、生殖技术、安乐死、医疗卫生初级保健等大量的护理伦理难题都需要护理人员的参与、研究与探讨。因此，深入实际调查研究，实事求是的工作作风，对人民健康负责的态度，勇于为护理事业献身的精神，是护理人员在医学护理科研中所应遵循的基本原则。

三、护理伦理学的研究内容

护理伦理学所涉及的内容十分广泛，如政治、经济、法学、心理学、医学、社会学等诸多领域。因而，其研究内容也非常丰富。概括来说，主要包括护理道德的基本理论；护理道德的基本原则、规范、范畴；护理道德的基本实践。这三部分构成了护理伦理学的主要内容。

（一）护理道德的基本理论

（1）护理道德的产生、发展及其规律。

（2）护理道德的本质、特点及其社会作用。

（3）护理道德的理论基础。

（二）护理道德的基本原则、规范和范畴

（1）社会主义护理道德的基本原则及临床诊疗活动的护理道德原则。

（2）护理人员与医、患、护之间的基本道德规范。

（3）护理人员在不同领域（临床医疗、护理、预防保健、计划生育）、不同方式（基础护理、责任制护理、整体护理、特殊护理）和不同学科（内科、外科等）的具体道德规范。

（4）临终护理和尸体护理中的特殊道德规范。

（5）护理道德的基本范畴。

（三）护理道德的基本实践

（1）护理道德评价。

（2）护理道德教育。

（3）护理道德修养。

四、学习护理伦理学的意义和方法

（一）学习护理伦理学的意义

1. 弘扬优良道德传统

学习护理伦理学，有助于了解护理道德的发展与形成，以古今中外高尚医护道德为榜样，献身护理事业，树立全心全意为人民健康服务的思想。

2. 提高职业道德素质

学习护理伦理学，有利于提高护理人员的职业道德素质。护理人员要胜任护理工作必须具备三个条件：精湛的护理技术、高尚的护理道德、必备的护理设备。这三者之间互相依存，缺一不可，特别是道德素质是整体素质中最重要的部分，只有道德高尚的人，才能正确地、自觉地履行医护道德。才能认真履行为病人解除疾苦的义务。作为投身于护理事业的人，应认真学习和研究护理伦理学，提高自身的职业道德素质。

3. 提高医疗护理质量

护理质量一般来说取决于护理技术条件和护理人员的服务态度。学习护理伦理学可以使护理人员树立良好的护德护风，有助于增强社会责任感，以优质的服务去对待各项护理工作，促进病人的康复，增进人类健康。护理实践证明，护理人员的服务态度对病人病情的发展和转归都有很大的影响。良好的护理，亲切的语言，热情的态度，

不仅能稳定病人的情绪，还可以坚定病人的信心，有利于提高医疗护理质量。同时，护理人员具有良好的道德素质，还会自觉地遵守和维护医院的各项规章制度，使医院的各项护理工作井然有序，促进医院各系统功能的发挥，进而提高医疗护理工作的社会效益。

4. 促进精神文明建设

建设社会主义精神文明是建立和巩固社会主义制度的需要，也是大力发展社会主义生产力的需要。在建设社会主义物质文明的同时，努力建设社会主义精神文明是全国人民在新的历史时期的共同任务。道德建设是社会主义精神文明建设的重要内容，而护理道德作为一种职业道德是构成整个社会道德体系的一个重要方面。护理工作的社会作用体现在护理工作对象上是病人，良好的护患关系能使病人以最佳的心理状态去接受诊治和护理，有助于病人早日康复回到社会中去。同时病人及家属也通过护理人员高尚的护理道德，精湛的技术操作，优质的服务态度，得到启迪，受到感染，产生感情上的共鸣。并由病人及家属传递到家庭、邻里、单位和社会上，从而促进社会的精神文明建设和社会的稳定。

（二）学习护理伦理学的方法

1. 坚持辩证唯物历史观的方法

护理道德作为上层建筑具有较强的历史性和时代性，必然受到一定社会阶段经济关系和政治制度的制约。同时，护理道德又是护理科学的直接产物，必然与当时的护理科学水平相适应。我们还应该认识到任何一个护理伦理观念都是建立在以往的伦理基础之上的，是传统的护理道德的继承和发展。这就要求我们在学习和研究护理伦理学时，必须坚持历史唯物主义的方法，把护理道德问题的研究与当时的历史现状联系起来，具体地分析研究各种不同的伦理观念和行为规范。只有这样，才能对护理道德作出科学的说明，揭示出护理道德产生和发展的规律。

2. 坚持理论联系实际的方法

理论联系实际是学习和研究护理伦理学的正确方法。要做到理论联系实际，首先必须认真学习和研究护理伦理学的基本理论及其相关学科的知识，同时还要注意了解和掌握护理伦理学的发展动向。其次，还要与卫生法学及护理道德现状相联系，与护理心理学、护理美学等学科相联系，与医学和护理实践中的新问题相联系，并用所掌握的护理伦理理论进行解释，加深认识，使其护理道德观念不断更新，不断向更高层次发展。

3. 坚持案例分析方法

运用案例分析法学习和研究护理伦理学，就是具体地对护理道德案例进行医学的、伦理的、法律的、经济的、文化的等领域的深入分析讨论并作出综合评判，以此推动护理伦理学的学习和研究。我们应通过对某个案例的讨论分析评判，学会更多医学知识、护理知识、社会知识、法学知识以及伦理道德知识。所以，我们应该坚持结合案例分析讨论方法，深入具体地学习好护理伦理学。

护理伦理案例

病儿,男,2.5 岁。不慎被开水烫伤。烫伤面积约 12%,除有两块鸡蛋大的Ⅱ度烫伤外,其余都是Ⅰ度烫伤。病儿被送到某医院,住院医生给病儿进行了认真的治疗,病儿恢复很快。一天,值班护士遵医嘱给病儿换药,护士用棉球蘸上药向病儿伤口上涂去,病儿突然凄厉地哭叫起来,病儿的父亲提醒护士说:"上次上药不疼,是不是上错了药?"护士根本不理,继续涂药。病儿父亲再次提醒护士别用错了药,护士大怒竟把一瓶药都倒在病儿伤口上。这时病儿两眼发直,再也哭不出声了。紧接着病儿发生休克,经抢救无效死亡。后来人们发现护士给病儿上的药是剧毒药品煤酚皂溶液。

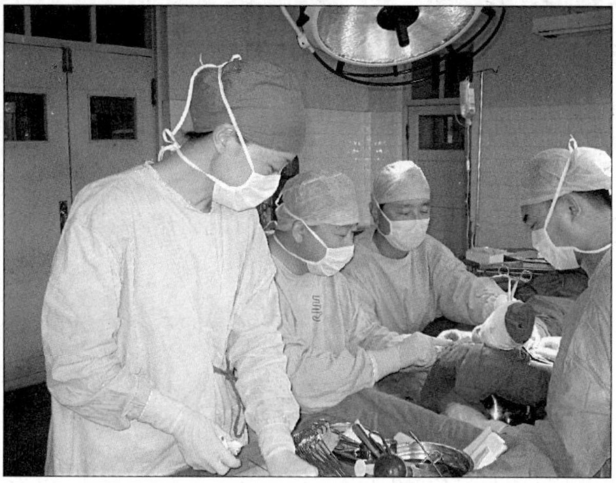

【伦理分析】

值班护士首先是违反规章制度,不认真执行查对制度造成医疗事故。

病儿父亲多次提醒值班护士均未引起护士重视,而且护士态度极其恶劣,严重地违反了护理伦理的道德要求。

此案例已经构成严重医疗事故,应按有关规定处理。

思考题

1. 试述道德的概念、起源、本质和特征。
2. 道德、伦理学、医学伦理学有何不同?
3. 护理伦理学的研究对象和内容是什么?
4. 社会主义护理伦理学的基本特点。
5. 学习护理伦理学的意义和方法。

第二单元 医护道德的形成与发展

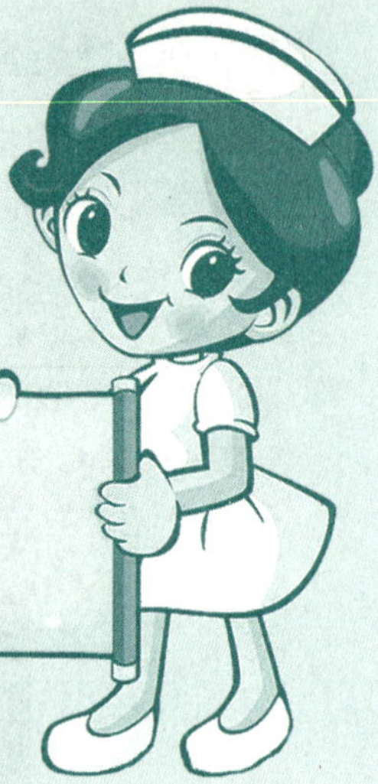

学习目标

1. 了解祖国古代医护道德的原则和规范。
2. 掌握运用唯物史观分析、批判和继承祖国医护道德遗产，树立热爱祖国和献身卫生事业的理想。

祖国医药学是个伟大的宝库。祖国医药学接受了历代精神文明的影响，形成了优良的医护道德传统。历代医家都十分重视医护道德教育和医护道德修养。古代医学文献有关医护道德的著述丰富而深刻，是医药宝库的一部分。对学习、继承、发扬祖国优良医护道德医风有着重要的意义。

护理伦理故事

南丁格尔奖

南丁格尔奖是红十字国际委员会为表彰在护理事业中做出卓越贡献人员的最高荣誉奖。英国人弗洛伦斯·南丁格尔在1853年至1856年的克里米亚战争中首创了护理工作先河。她将个人的安危置之度外，以人道、博爱、奉献的精神为伤兵服务，1907年国际红十字组织在第8届国际红十字大会上拟设立南丁格尔奖，1912年在华盛顿举行的第9届国际红十字大会上首次颁发。该奖每两年颁发一次，每次最多有50名南丁格尔奖获得者。

1991年，红十字国际委员会布达佩斯代表大会通过的弗洛伦斯·南丁格尔奖章规则的第二条规定，奖章可颁发给男女护士和男女志愿护理工作人员在平时或战时做出如下突出成绩者：“具有非凡的勇气和献身精神，致力于救护伤病员、残疾人或战争灾害的受害者；如有望获得奖章的人在实际工作中牺牲，可以追授奖章。”

南丁格尔奖章是镀银奖章。正面是弗洛伦斯·南丁格尔肖像及“纪念弗洛伦斯·

南丁格尔,1820—1910年”的字样。背面周围刻有“永志人道慈悲之真谛”,中间刻有奖章持有者的姓名和颁奖日期。由红白相间的绶带将奖章与中央饰有红十字的荣誉牌连接在一起。同奖章一起颁发的还有获奖证书。

中国获南丁格尔奖名单:

第29届(1983年)王琇瑛

第30届(1985年)梁季华、杨必纯、司堃范

第31届(1987年)陈路得、史美黎、张云清

第32届(1989年)林菊英、陆玉珍、周娴君、孙秀兰

第33届(1991年)吴静芳

第34届(1993年)张水华、张瑾瑜、李桂美

第35届(1995年)孙静霞、邹瑞芳

第36届(1997年)汪塞进、关小英、陆冰、孙芙蓉、黎秀芳

第37届(1999年)曾熙媛、王桂英、秦力君

第38届(2001年)吴景华、王雅屏、李秋洁

第39届(2003年)叶欣、钟华荪、李淑君、姜云燕、苏雅香、章金媛、梅玉文、李商、陈东、巴桑邓珠

第40届(2005年)刘振华、陈征、冯玉娟、万琪、王亚丽

第41届(2007年)聂淑娟、陈海花、丁淑贞、泽仁娜姆、罗小霞

第42届(2009年)刘淑媛、张桂英、潘美儿、杨秋、鲜继淑、王文珍

第43届(2011年)吴欣娟、陈荣秀、孙玉凤、姜小鹰、赵生秀、索玉梅、陈声荣、张利岩

第一节　我国医护道德的形成与发展

我国是具有上下5 000年历史的文明古国,有着优秀、丰富的文化遗产和驰名于世界的中国医药学宝库。医学的起源和发展与我国古代的农业、天文、地理、军事一样,是逐渐地形成和发展起来的。大约2 000年前,我国当时社会已经产生了朴素的唯物主义和辩证法,为我国古代医学理论的产生奠定了基础。上古时代医家的“阴阳学说”、“五行学说”的形成就是例证,要比古希腊医学的“四气说”早1 000多年。随着古代原始群团的活动(工具的原始、环境的险恶而决定原始人只能“聚生群处”以谋生)工具产生、生产力的发展,群团的生活,人际间产生了远古的伦理关系。古代医学逐渐形成和发展,良好的医学伦理、医护道德规范就在医学历史中悄然形成。由于历史的进步,社会的变迁,生产力发展把医学史分为四个阶段:原始医学、经验医学、实验医学(起自1860年英国工业革命)、现代医学(起自1946年第一台电脑问世)。

一、生产实践使古代医护道德形成

马克思主义认为,人类的生产活动是最基本的实践活动,也是决定人们参与其他

社会活动的基础。同样医疗职业内容活动和实践与医学伦理道德发展是相齐比翼，密切结合的，从无到有、从小到大、从少到多系统地发展起来，这就是医学史发展的必然。

（一）生产实践中火和酒的产生是医学起源火种

火对人类的保健作用。距今20万年前到5万年前，古人制石器工具时产生火花是火产生的基础。《庄子·外物》中记载："木与木相摩"或"错木作穴"而产生火。相传"燧人氏""钻燧取火以化腥臊"。人类卫生保健最重要的是火的使用，火能御寒、防兽，而且火能改变人们获取生活资料的方法。《淮南子·本经训》载："焚林而畋"（tián），可补"人械不足"、"燔（fàn）而食之"鱼鳖螺蛤，"炝生为熟，令民食果（luǒ），解蚌蛤腥臊恶臭"。人用火是区别于动物的重要标志之一。火是人类卫生保健必要的条件，火能消毒解腥臭，火使生食变为熟食，对人消化道起保健作用，腹疾除之；熟食易消化；吸收的肉食内丰富的营养对人的大脑发育起到了重要作用。

酒在医学上的重要作用。酒在我国起源很早，早在夏代就有了造酒术。《淮南子·说文训》上有记载："杜康造酒。"酒与酒精在医疗上的应用，从古至今是医学史上一项重大发明。酒是最早的兴奋剂（少量用之）和麻醉剂（大量用之），更能"通血脉"、"行医药势"，还可用作溶解剂，用酒加工炮制中药也是重要的方法。《黄帝内经》载："邪可时至，服之（酒）万全"。《汉书》还称："酒为百药之首。"

总之，火和酒是人类经过几千年的创造发明，标志着生产力的发展，医疗实践促进了古代医学的发展。

（二）生产劳动和医疗实践形成了古代医护道德

人的祖先为了生存而进行生产劳动，劳动创造了人、发展了人。人类在长期与自然灾害、洪水猛兽、寒冷损伤和疾病的斗争中，开始了自发的简单医疗活动，钻木取火，艾卷热疗、砭石、骨针作医疗工具。《灵枢·玉版》载："故其已成脓血者，其唯砭石铍锋之所取也。"可见古人用砭石作工具治病。在与疾病作斗争的实践中，古人对病人同情怜悯之意，恻隐相助之心，逐渐形成了朴素的医护道德雏形。

（三）古代医护道德的产生和发展的社会基础

我们从医护道德产生和形成过程来看，医护道德并不是一个简单的、孤立的社会现象，它的产生、形成与发展是有着深厚历史根源和社会基础的。

1. 人类为了消除疾病，获得健康、长寿，急需医学迅速发展

早在5万年前的上古时代，人们为了生存防寒猎兽，抗伤治病，必须体魄健康，思维敏捷。神圣的生命意识，急需医学的发展去保护生命从而使原始医学产生，经验医学得到快速发展。医著《内经》说："天覆地载，万物悉备，莫贵于人。"可见生命的尊贵促进了医学进步。尤其是原始社会奴隶主，封建社会中的帝、王、将、相和地主阶级自认生命比奴隶和庶民更可贵，急需保健。保护生命的急需促进了医术医护道德的发展。

2. 地域、民族生活习惯与民俗文化水平对医护道德发展的影响

在不同的历史条件下，不同地域和民族有自己的医学，如汉医学、藏医学、蒙医学、维医学等医学理论的不同，用药的不同。所以，产生的医德医风也不同。各民族民俗饮食亦不同，医护道德的基本原则和规范要求和发展亦有千差万别。

3. 社会经济基础决定道德和医护道德社会意识形成

尽管医护道德是在医疗实践特定环境下形成的，但不同时代独特的经济基础决定社会意识形态对社会道德的影响和制约。在阶级社会里，道德功利主义为统治阶级服务，并渗透到各个领域、阶层、家庭及每个人行动之中。中国历代王朝，诸子百家道德思想、宗教和神学的影响为医护道德留下了不同影响，打下了不同的阶级烙印。在我国，封建社会统治了2 000多年。从汉代汉武帝实行"废黜百家，独尊儒术"开始，儒家的"仁济"、"仁政"思想在道德和医护道德中一直处于统治地位，历代封建社会经济基础决定了儒家特有的社会医学意识形态，"仁爱救人，赤诚济世"成为了医护道德的基本原则和核心。所以，封建社会经济基础决定了古代医护道德的局限性与阶级性。

二、祖国古代医护道德的发展过程

生产实践、医疗实践是古代医护道德起源基础。我国传统医学是世界医学发展很早的策源地之一，对西方医学产生着很大的影响和启迪，有着辉煌的贡献。祖国医药学是一个伟大璀璨的宝库，医德医风早已系统化、规范化。5 000年的历史嬗变，道家、法家、墨家、儒家和兵家等，"诸子蜂起，百家争鸣"，对医学各大学派、医术、医护道德哲理的形成均有很深远的影响。争鸣也促进了古代医学的发展，使医护道德沿着朴素唯物主义道路科学地进步。我国历史发展，有史以来由原始社会直到殷代，奴隶社会始于夏、商和西周，春秋时代正是过渡时期(向封建社会)，进入封建社会始于战国时期直到明清王朝。在这漫长的时代里，医护道德的发展史是伟大而光辉的历史，也是曲折前进、螺旋式上升的灿烂史。

(一) 远古"三世医学"与古代医护道德

远古医学据历史文献考据"三世医学"经历于：一是伏羲九针到著成的《黄帝针灸》；二是黄帝时岐伯论脉到著成的《素女脉诀》；三是神农尝百草到著成的《神农本草经》，这就是《礼记・曲礼》里所述的"三世医学"。古代许多著名医家在医疗活动中很早就意识到医护道德与医术一样，是医家不可缺少的基本素质。医德学开始就包含着相互的"仁爱救人"的思想。据《淮南子・修务训》记载："神农……尝百草之滋味，水泉之甘苦，令民知所避就。"他们为了保护生命，为庶民利益历尽辛苦去尝百草，直到"三世医学"的问世，医家的朴素医护道德思想已经在远古时代树立形成。

(二) 战国时期封建社会的古代医护道德

战国时期我国的社会已经进入封建社会。新兴的封建社会地主阶级所有制，逐渐代替了奴隶主阶级所有制。由于生产力发展，生产关系转换，铁制生产工具普遍使用，社会经济基础发生了很大的变化。当时诸子百家各自形成，鲁国孔子所创的儒家伦理思想已形成，并逐渐壮大。儒家“仁”的思想核心已经起到了主导作用。“仁”是儒家一种含义极为广泛的道德范畴。“知、勇、恭、宽、信、敏、惠”是实行“仁”的条件。封建社会的发展，对医学的快速发展奠定了基础，医术发展本身就糅进“仁”的思想，“仁爱救人”为核心的医护道德已经形成，并对古代医德产生了深远的影响。战国时名医、众称“越人”的扁鹊，医术高超，医德高尚，著有经典之一《难经》，尤其他提出预防医学曰：“医者，治未病。”提出医生治疗过程中的预防思想。他的医术医德影响深广，至今被医家传颂。

（三）秦汉、三国时期的古代医护道德

秦汉、三国时期名医辈出，医书笃著，医护道德核心铸成，是封建社会的初盛时期，更是医学发展最快的时期。因为儒家思想占绝对统治地位，提倡“仁”影响整个社会，渗透到道德之中，把医术称为“仁术”。孟子提出的“富贵不能淫，贫贱不能移，威武不能屈”的思想更是得到发展，对医护道德影响很大。医学的目的就是“济世救人”，成为医护道德修养的标准，在医疗实践中表现得很充分。医家们能做到不受皇家官禄，不怕权贵威胁，不顾家境清贫，把自己的一生献给了为庶民服务的“仁术”事业。这就形成了医护道德中的“仁爱救人，赤诚济世”古代医学体系的核心部分。当时大医学家张仲景、华佗等在医疗实践中的高尚医护道德为世人千载传颂。东汉医圣张仲景生活在宦官专权、政治黑暗、战火连绵、天灾频繁、疫疾流行、死亡枕藉时期，到处是“白骨露于野，千里无鸡鸣”的惨状。身为长沙太守的张仲景辞官从医、济世救人被称为医圣，他的著作被称为经典，在我国中医史上影响最大的著作之一《伤寒杂病论》，其序就是医德恪守的典范，被历代医家称赞。如唐代孙思邈，宋代钱乙、韩柢和、庞安时，金代成无己、刘元素、张子和，及至明清许多医家对《伤寒杂病论》的研究，可称其“言言金石、字字珠玑，不可改动一字”。东汉、三国时期名医华佗，即“游学徐土，兼通数经、晓养性之术”，他是一位杰出的医学家，遗著《中藏经》。晚年被曹操征召许昌为其侍医，华佗托故归家，终惨遭曹操杀害。古代的医圣或杰出的医家，弃官从医，不畏权势，救人救世，高尚的医护道德，充分体现“仁术”的精神。

（四）两晋、南北朝确立古代医药学唯物主义思想

两晋、南北朝时期是我国封建社会升腾时期历时200多年，祖国医药学得到全面发展的时期。这时期许多杰出唯物主义思想充实到医学科学中去，医学中确立了唯物主义思想。《褚氏遗》成书于南北朝，其中说：“用药如用兵，善用兵者，徒有车之功，善用药者，姜有桂之效。知其才智以军付之，用将之道也。知其方使以生付之，用医之道也。世无难治之病，有不善治之医，药无难之品，有不善代之人。民中绝命，断可误矣。”将兵、药、医三者唯物辩证关系论述得相当精辟，是唯物主义思想在医术医护道德的确立，是鹤步前进的表现。魏晋名医王叔和著《脉经》是中医诊断学的重要组成部分，也是祖国医学卓越成就之一，脉学是运用唯物主义和辩证法的深刻论著。南朝范缜用“神灭论”驳倒了佛家的“轮四说”。所以此时期医学唯物主义学说的运用，使医药学进一步有了科学性、严谨性。

（五）隋、唐时期医护道德昌盛发展

隋、唐时期300年，是我国封建社会繁荣鼎盛时期。社会经济和文化发展很快，促进了医学进步和医术水平大大地提高，唐代孙思邈、王春、王冰等一批名医，非常重视医护道德的发展和修养，以治病救人为己任，以仁爱精神为准则，为后人树立了光辉的榜样。唐代孙思邈首次提出“医德”这一概念，是古代医家医德伦理学确立的代表人，榜样作用光辉照人。孙氏著有《千金要方》、《千金翼方》是国人最早的医德学的百科全书。从基础理论到临床各科、理、法、方、药齐备，是医家必读之书。《千金要方·自序》卷一为《大医精诚》是古代医书中全面论述医德的全书。这里孙氏治病救人，赤诚济世的医学哲理，是历代医家推崇学习高尚医德的榜样，一直熏陶着医林，是把医学“仁术”具体化到了医家。

（六）明、清两代医护道德学升华

明清两代在唐、宋、金元代医护道德基础上有了继承和发展。金元四大家在医理上论战争鸣，在医护道德上也博古论今，使医护道德学得到了升华。明代医学发展快，也是名医辈出、人才聚集的时代。李中梓《医家必读》中的“不失人性论”；陈实功的医德“五戒十要”强调对病人一视同仁之时，还提出要是贫困患者，除给予治病送药外，还要尽量帮助病人解决生活中的困难。医家同行间应有谦虚谨慎、互相尊重的美德。李梴《习医规格》中提出：“治病既疗，以医家份内事也。纵守清素，借此治生、也不可过取重索，但当听其所酬。如病家赤贫，一毫不取，尤见其仁且廉也”。从这些著作中反映出祖国医学的医护道德规范、医护道德教育、医护道德理论发展到明代已日趋完善系统化，在医护道德一视同仁，廉洁正直，刻苦钻研，敬重同道等方面得到发展升华。清代医护道德各家医学著作中医护道德理论也是极为丰富的。喻昌著《医门法律》一书结合临床四诊和医疗实践来论医德有法律的效应，如“医之为道，非精不能明理，非博不至约，是故前之教，必使之先读儒书……病有六大失：失于不慎、失于不信、失于过时、失于择医、失于不知病、失于不知药”。在《问病论》中提到：“医仁术也，问其所苦、自无不道之处。”这里医护道德之理论已经很纯熟了，只有对病人有深厚的情意方为仁医。

综上所述，祖国医学医护道德的起源和发展决定历代经济基础。自上古以至原始社会、奴隶社会、封建社会生产力的发展，文化道德的进步，使医护道德得以起源和发展。劳动人民生产实践、医疗实践共创了一部文明的医护道德史。

三、祖国古代医护道德基本原则和规范

（一）祖国古代医护道德的基本原则

医护道德的基本原则是反映社会、人民对医学领域最根本利益的要求。换言之，医学在社会存在的价值和意义，医学对人类的贡献根本所在，是古代医学医护道德的

核心内容，也是医护道德发展的物质基础和思想基础。

首先，“仁爱救人、赤诚济世”是古代优良医护道德基本原则和核心。我国古代医学为“仁术”。“仁”者，“仁爱之心”、“济世之心”，即高尚的医德；“术”者，救人之术也，“救人生命”、“活人性命”的技术，即优良的医学技术，两者结合就是“仁术”。“仁术”要求医生要热爱病人，热爱病人生命，尊重病人的人格，达到治病救人的医疗目的。古代医护道德，医护人员与病人是“仁爱救人”，医护人员间是“敬重同道”，医护人员与社会“赤诚济世”的行动准则。这是广义的人道主义。

其次，生产力的发展和医疗实践是医护道德发展的基础。劳动创造了人，创造了人的大脑和双手。发明火、制造酒是医疗卫生保健的开始。石器和铁器工具的出现，使生产力得到发展，促进中医药的制造业迅速前进。从神农尝百草到中药入汤合剂，从中药丸散膏丹到自炼五石都标志着工业进步，医药工业的发展促进了医护道德的前进。医疗实践促使医学理论发展，医学理论进步又指导医疗实践的前进。2 000 年前产生的唯物主义和辩证法使“三世医学”问世，“阴阳五行说”的形成，到汉朝“辩证论治”理论在《伤寒杂病论》应用，盛唐到金元四大家争鸣，都是医疗实践的结果，使中医药学理论达到了炉火纯青的境界，无不说明实践是发展的基础。综上所述，医术和医护道德相结合的古代“仁术”是医护道德的理论核心，“仁爱救人、赤诚济世”医护道德表现的是广义的人道主义精神，是现代传统医护道德基本原则。

（二）祖国古代医护道德规范

规范就是标准，也是约定俗成或明文规定标准。“道德”二字古代出自荀况所著《荀子·劝学篇》：“夫是谓道德之极。”把“道”与“德”两个概念合加一起成为“道德”。道德是一个社会的经济基础决定的一种特有的社会意识形式，并为一定的社会经济功利主义的阶级服务的，它也是人与人、人与社会关系的总和。古代医护道德规范主要是建立在封建社会经济基础之上的，是医疗保健特有的医学意识形式的医护道德内容。祖国医药学是一个伟大的宝库。医护道德学是这一宝库中不可缺少的重要组成部分。医籍浩如烟海，医学诸子百家之医护道德也纷纷繁错。“仁爱救人，赤诚济世”是古代医护道德的基本原则和核心，在此基础上产生的医护道德规范内容总结如下：

1. 济世救人，仁爱为怀

“仁”出自儒家，“救人”出自医家。仁爱救人是古代医护道德规范之一。医护道德中的“仁爱为怀”是指特定的经济基础。作为一名治病救人的医护工作者，必须具有高度的仁爱精神，以自己的高超医疗技术和仁爱救人精神，关心病人，爱护病人，帮助病人解除病痛之苦，达到济世救人的目的，全身心地完成白衣天使的天职。历代医家共同提倡仁爱精神，认为“夫医者，非仁爱之士不可托也”、“无恒德者不可以作医”（林逋《省心录》）。古代医家要求医者必须有仁爱救人的美德，这是金元四大家传授给弟子的宗旨，身教胜于言教，传帮带修善弟子医德。清代医家费伯雄指出：“欲救人而学医则可，欲谋利而学医不可。”可见古代医生在医护道德方面的要求是很严格的，要求必须有“济世救人，仁爱为怀”者方可从医。

2. 廉洁奉公，不慕名利

具有高尚医护道德的医家不慕名利，不贪钱财，不取报酬，一心救人。廉洁奉公是医学的美德，不分贫富，一视同仁，治病救人，尊重病人，关心病人，扶老爱幼。尊重同道，不贬同仁，不为名不为利去行医治病。据晋代医家葛洪所撰《神仙传》记载：三国时期，有一民间医生董奉，家居庐山，每天给人治病，从不索取诊酬，他唯一希望的报酬，是请痊愈后的病人栽种杏树，然后将果实卖出，用于帮助别的病人。这就是医林中流芳千古的“杏林佳话”。后人为了感谢医生治病常用“杏林春暖”来赞美。董奉医家不取名利，施药济贫，确实是“廉洁奉公，不慕名利”的典范。古代医家对医疗作风十分重视。宋代医家何澄就是突出的代表。张杲《医说论》记载：宣和年间(1119—1125)有一位读书人患病近一年，经多方治疗不见好转。病人的妻子请何澄来医治她的丈夫。妇人将何澄引入密室说：“妾以良人拖疾日久，典卖殆尽，无以供医药，愿以身酬。”何澄听后，严肃地对她说：“娘子何出此言！”何澄医生不贪女色，并诚心诚意地把这位贫困的书生的病治好了。这种高尚医护道德为后世所赞颂。

3. 一视同仁，不畏权势

古代医家从朴素的人道主义情感出发认为：“人命至重，贵于千金。”不管什么人，只要他有病，就有得到治疗的权利，医生要不畏权势，一视同仁，济世救人，“见了病人，大慈恻隐之心，誓愿救亡扶伤；要能一视同仁，无论贵贱贫富，华夷愚智，皆如至亲。”“临时不覃，唯当审谛惑思。”在治疗厄病时要有“胆欲大而心欲小，智欲圆而行欲方”的胆识卓谋。治病要做到勿避风险，昼夜寒暑，饥渴疲劳，凡有求者，一心赴救。治病须不畏权势，三国时期医家华佗，曹操三令五申招为侍医不从，终遭杀害。医圣张仲景弃官而行医，可谓“不为良相，便为良医”的典范。李时珍曾在宫廷任“太医院判”，但他只任一年便辞职而走，竭尽20多年心血，跋山涉水，历尽艰险寻医采药。用近30年的时间，精心写出世界最早一部系统药典《本草纲目》，至今驰名中外。上述范例都说明古代医家不畏权势，视官宦如粪土，一心为病人的高尚医护道德，他们流芳千古，经世而为佳话。

4. 谦和谨慎，尊师重道

历代有成就的医家谦和谨慎，不畏难苦为病人服务，相互学习，尊师重道的美德不胜枚举。唐代医家孙思邈《大医精诚》写道：“夫为医三法，不得多语调笑，谈谑喧哗，道说是非，议论人物，街跃声名訾毁诸医，自矜己德，偶然治瘥一病，则昂首载面，而自许自貌，谓天下无双，此医人入膏肓也。”自明自廉，于性命问题上决不率意，不议论他人，不炫耀自己，不沾沾自喜。明代陈实功《外科正宗》中道：“凡乡井同道之士，不可生轻侮傲之心。切要谦和谨慎，年尊者恭敬之，有学者师事之，骄傲者逊让之，不及者荐拔之。”这些良好的医护道德风范，正是古代优良医护道德的缩影。我国古代医家间，有着相互尊重，相互学习，取之长补之短，论医求道的优良医护道德，厌恶专横，毁弃跋扈，敌视那些粉墨登场的“江湖医生”。战国时期名医扁鹊，他给虢太子治伤死症，人们有口皆碑，交口称赞他起死回生高超医术，扁鹊道：“越人(扁鹊)非能生死人也，此自当生者，越人能使之起耳。”他们的高尚医护道德医术，为当世称赞，人民颂扬。他们为民除疾，谦和谨慎，深受人民爱戴。

5. 精勤不倦,忠于医业

我国历代医家一贯实行"仁爱救人"的志愿,钻研医术,博览群书,勤奋一生。唐代医家孙思邈《千金要方》自序中"吾幼遭风冷,屡造医门汤药之资,罄尽家产,青衿之岁,高尚兹典,白首之年,未尝释卷"。可见其一世从医的典范。从其上"青衿之岁,高尚兹典"到"白首之年,未尝释卷"之理中,可见其好学不倦、持之以恒钻研医术精神。其精学多闻,忠于医业,虚心求教的精神更是难能可贵。为此,他终于用十几年时间写出了医家必读的名著《千金要方》、《千金翼方》。古代名医在知识结构上称是"精"与"博"相结合之楷模。《内经》提到学医必须"上知天文,下知地理,中知人事"。因为祖国医学认为人与自然宇宙、阴阳和地理关系都很密切。如《古今医统》说:"医本治人,学之不精,反为夭折";《医学集成》认为:"医之为理、非精不能明其理,非博不能圣其约";医家徐春甫说:"医学贵精,不精则害人匪细。"古代学习医学"精"与"博"的关键是"精勤不倦",努力钻研;忠于医业,为医术之精博,为医德之高秀而奋斗终生,才能真正实现"仁爱救人,赤诚济世"的古代医护道德规范核心和职责。

综上所述,祖国古代医护道德原则和规范内容十分丰富、博大精深,尤其可贵的是在等级森严、贫富悬殊的漫长封建社会里,古代医家们提出医护道德思想和规范,并能自觉实践,为后世医家树立了学习的光辉榜样。

四、继承发扬道德传统,振兴医学事业

我国古代的高尚医护道德是劳动人民和历代医家在长期的医学实践中培育和发展起来的宝贵财富。对这种优良医护道德传统我们应该继承和发扬,为建设社会主义医学事业服务,为振兴祖国医学做出新贡献。

(一)发扬祖国医护道德传统

毛泽东曾经说过:"我们这个民族有数千年的历史,有它的特点,有它的许多珍贵品……从孔夫子到孙中山,我们应当给以总结,承继这一份珍贵的遗产。"①祖国古代医护道德闪耀着灿烂夺目的光彩,是中华民族珍贵遗产,我们要取其精华、去其糟粕,去伪存真,发扬光大。

1. 批判地继承祖国医护道德传统

我们是马克思列宁主义者,对历史上的任何事物,我们都应遵循历史唯物主义的观点,具体分析、具体对待和研究。我们对待祖国医护道德传统也要以唯物主义历史观去批判地继承,不能一概照搬。必须有分析,有扬弃,有升华,有提高,有发展,坚持批判继承的原则,不符合时代要求的思想,必须否定,而可资借鉴和有用的成分也应吸收过来,进一步升华提高,古为今用。

第一,用唯物主义历史观批判医护道德的唯心主义历史观。古代医家提倡的"仁爱救人"的行医宗旨,其动机和出发点虽然是多种多样,但总体来说还是建立在唯心主

① 《毛泽东选集》第2卷,人民出版社1991年版,第533~534页。

义历史观上的产物，和我们今天全心全意为伤病员服务有着本质的区别。所以，应该用唯物主义历史观去批判唯心主义历史观，使其达到唯物主义历史观的医护道德境界。

第二，用无产阶级世界观批判封建阶级医护道德观。我国的传统医护道德是在绵延数千年封建社会环境中形成的，它在不少方面不可避免地刻上了封建社会烙印。如历代儒家思想，“三从四德”、“三纲五常”的道德观，“医儒同道”的医护道德观，我们要用马克思列宁主义思想去批判接受，建立无产阶级世界观。

第三，剥去传统医护道德中的“巫医”、宗教史观。事实上，“有了人类，就有了医疗活动”。巫的出现是在原始社会末期，有人认为各民族医学多出于巫，即源于巫之说，人们对自然现象不理解只能凭借巫说，巫是“神”的人格化。唐代医家孙思邈《大医精诚》中认为：“人行阳德，人自报之；人行阴德、鬼自报之。”把医护道德要求关心爱护病人同巫、宗教连在一起，使医护道德蒙上一层神秘的外衣。这点一定要批判，剥去巫神迷信的外衣，使医护道德纯化为唯物主义历史观。

第四，祖国传统医护道德需建立医学科学观念。医护道德作为一种职业道德，应以医学科学为客观支柱，而传统医护道德中缺乏医学科学性，以封建社会道德“仁义”为主导哲学思想，所以，必须建立医学科学观念，按科学规律去制定完善社会主义医护道德医风。

第五，传统医护道德医患间要建立全面医护道德观。古代医护道德传统中局限在单纯医患关系上，非常强调医生对具体病人一片忠诚，很少考虑到社会和人类的健康，忽视了社会学、心理学的全面观。所以一定要建立起“生物—心理—社会”全面医护道德观。

总之，我们学习和研究祖国医护道德思想，应本着实事求是的态度，实践是检验真理的原则，既不能因为祖国医学博大精深，源远流长和历代名医辈出，医护道德风范长存对传统医护道德思想全盘照搬，也不应该因为其中有一些封建的落后消极方面去任意贬低祖国医护道德传统思想，拒绝向古人学习。我们要批判地继承祖国传统医护道德高尚合理部分，剔除其中的糟粕和杂质。对传统医护道德中的精华，一定要继承、学习和发扬，把自己培养成为新一代具有社会主义医护道德的医护工作者。

2. 继承传统医护道德

加强社会主义医护道德修养。“修养”是一个含义很广的意识概念：一是指有涵养，待人处事态度礼貌谦虚、热情真挚；二是指修养方法，需“反思”、“内省”、“体察”；三是指政治思想道德品质、知识技能。医护道德修养包括医护道德知识提高，医护道德情感的陶冶，医护道德信息培养，医护道德意志锻炼，医护道德行为训练，医护道德意识建立等。医护道德修养是循序渐进的，也是多层次、多方位、长期的自我修养，内因是主导、外因是条件。依靠党的政治思想工作优势，方能完成终生的医护道德自我学习和修养。

第一，在医疗实践中加强医护道德修养。各医学院校护理学生要全面接受护理伦理学教育。“今天是学生，明天是护士”是质的转变，要把学到的基础理论用在护理工作岗位上，用在以护理为职业、全心全意为伤病员服务的护理实践中。护理人员高尚护德品质的形成和人的正确思想意识一样，只能源于社会护理实践。我们倡导理论与实践，知与行统一，把学到的护理道德原则用于护理实践。

第二，在医护道德修养中自觉进行两种道德观的斗争。医学科学本身是没有阶级性的，但作为医学工作者的意识形态和思想，总是要受到一定社会的阶级立场观点和思想方法的影响和制约。封建主义宗法观念，资产阶级和利己主义、“金钱万能论”均在一定社会历史阶段中的医护道德上有所反映。目前，我国社会处在社会主义初级阶段，从旧社会带来的封建主义和资本主义道德思想，还有待于在实践中去克服和清除。改革开放引进了西方一些先进技术和管理方法，但同时也带进了一些西方资产阶级价值观念和伦理思想，其中有可借鉴的东西，也有对人们思想有一定腐蚀和影响的东西。因此，在医护道德修养中我们要善于识别什么是马克思列宁主义、无产阶级道德观，什么是封建主义、资产阶级道德观。在医疗活动中自觉地进行两种医护道德观的斗争和修养，主动克服非无产阶级医护道德思想，坚持马克思列宁主义、无产阶级医护道德观。

第三，“慎独”出自《礼记·中庸》：“莫见乎隐，莫见乎微，故君子慎其独也。”它的意思是：在个人独处的时候也要谨慎遵守道德原则。对护理人员而言，“慎独”也是医护道德修养重要环节，不管别人看见和看不见，别人在和别人不在一样“慎独”，如对病人每一项检查、手术操作、药品真伪、无菌技术等都需医护人员有“慎独”的修养。为了病人生命，加强医护道德锻炼，自觉达到“慎独”的境界。

（二）振兴祖国医学事业

1. 高尚医护道德振兴祖国医学

高层次医护道德境界者，他们具有全心全意为伤病员服务的使命感和责任心，对工作极端热忱。毫不利己，专门利人，对技术精益求精，对卫生工作大胆创新、开拓进取。用现代化高科技去开发祖国医学，建设祖国医药学，使祖国医药学进入实验医学和现代医学行列，才是真正振兴了祖国医学。

2. 高科技振兴祖国医学

科技是第一生产力，只有高尚医护道德的医药人才方可掌握高精尖技术，在医疗、教学和科研上尽心尽力，做出巨大贡献，整理、总结、深化祖国医药学理论，全面振兴祖国医学。

第二节　国外医护道德的形成与发展

国外医护道德的形成和发展有着悠久的历史。它是医学、哲学与伦理学相互渗透、相互结合的产物，并和社会制度、宗教信仰有着密切的关系。国外古代医护道德主要包括西方医护道德、东方医护道德。

一、西方古代医护道德

据历史记载，西方最早论述医护道德的是古希腊医学鼻祖希波克拉底。他既是西方医学的创始人，又是西方传统医护道德的奠基人。欧洲称他为“医学之父”。他的代表作是《希波克拉底文集》，其中有许多地方是论述医护道德的，特别是希波克拉底《誓言》一篇，集中反映了做医护人员应具备的道德品质，阐明了医护人员与病人、与病人家属，以及医护之间应具有的行为准则。《誓言》作为西方医护道德的典范沿用了2 000多年。后来欧洲人学医都要按这个誓言宣誓。2 世纪，罗马医学家盖伦（129—199）对解剖学和生理学做了一些研究，在医护道德建设方面也有一定的贡献。他曾说：“我研究医学，抛弃了娱乐，不求身外之物……”“作为医生，不可能一方面赚钱，一方面从事伟大艺术——医学。”这对西方医学的发展起了一定作用。

15 世纪，西班牙著名医学家塞尔维特（1509—1553）在唯物主义和无神论思想的指导下，对解剖学进行研究，写出了《三位一体的谬误》，否定了“三位一体”的神学论。为此，被宗教领袖加尔文处以火刑，1553 年 10 月 27 日在日内瓦被活活烧死。恩格斯说：“塞尔维特正要发现血液循环过程的时候，加尔文便烧死了他，而且活活地把他烤了两个钟头……”

近代解剖学奠基人维萨里（1514—1564）不受教会陈规束缚，求知若渴，勇于实践，一心探求人体奥秘。经常在严冬深夜悄悄地到郊外无主墓地，发掘荒冢，取得残骨，或是在夜深人静，独自去刑场，盗取罪犯遗骸。虽然尸体腐烂不堪，臭气冲天，他仍将有用部分包裹起来，藏在大衣下带回住所，在烛光下彻夜工作，直至获得结果。经过五年如一日的奋战，他终于掌握了精湛熟练的解剖技术，并按骨骼、肌腱、神经等九个系统加以描述，写成《人体构造》一书，并纠正了盖伦的错误 200 多处，给予人们一个全新的人体知识，从而宣告了近代医学的兴起，很大地冲击了受宗教禁锢的医学道德。

16 世纪，英国医学家哈维（1578—1657）用实验方法发现了血液循环，于 1628 年发表了他的《论动物的心血运动解剖研究》，终于发现了血液循环而把生理学（人体生理学和动物生理学）确立为一门科学。为近代医学的发展做出了贡献，也为医学实验伦理道德提出了新的课题。

18 世纪，德国柏林大学教授、医生胡弗兰德（1762—1836）提出医德十二箴，可以说是希波克拉底誓言的发展。在西方医学界广为流传。胡弗兰德提出：医生活着不是为自己，而是为了别人；病人是医生的服务对象，医生决不玩弄他人；医生在病人面前，该考虑他的病情，而不是病人的地位和钱财；医生在行医过程中，应通过言语和行动来赢得病人的信任；医生必须认真检查病人，及时解除病人的痛苦；不要告诉病人已处于无望的情况；尽量减少病人的医疗费用；了解病人和人们的心理状态，以及尊重爱护同行等，为后世医护人员所赞同。

西方最早的医学发源地是古希腊，这与古希腊的文化发展是分不开的，古希腊医学和古罗马医学最后发展成为整个西方医学，所以，西方古代医护道德主要以古希腊和古罗马医护道德为代表。在此基础上，西方医护道德向近代和现代发展。

二、东方古代医护道德

据文献记载，东方阿拉伯医护道德，在6—13世纪开始形成。其中对医护道德影响比较大的是西班牙著名医学家迈蒙尼提斯（1135—1208）。他是阿拉伯名医，著作很多，他著的《迈蒙尼提斯祷文》中写道："永生之上天，既命予善顾世人之生命与健康，惟愿予爱护医道之心策予前进，无时或已。毋念贪欲、吝念、虚荣、名利侵扰予怀，盖此种种皆属真理与慈善之敌，促以使予受其诱惑而忘却为人类谋幸福之高尚目标。"迈蒙尼提斯向医者提出必须防范一切贪欲、吝念、虚荣的侵蚀和名利的诱惑，否则，就不能实现医生为人类谋幸福的崇高目标。《祷文》也提出了一些医护道德规范。如"启我爱医术，复爱世间人"；"愿绝名利心，服务一念诚"；"神请求体健，尽力医病人"；"无分爱与憎，不问富与贫"；"凡诸疾病者，一视如同仁"等医护道德思想和规范，对阿拉伯后世医护道德发展有着深远的影响。

印度医护道德，最早主要表现在公元1世纪印度著名医学家阇罗迦和公元5世纪医学家妙闻的著作中，他们对传统医护道德都有精辟的论述。阇罗迦曾指出："医生治病，既不为己，亦不为任何利欲，纯为人谋幸福，故医业高于一切。"妙闻在《妙闻集》中指出："医生要有一切必要的知识，要洁身自持，要使病人信仰，并尽一切力量，为病人服务。"他的著作被译为波斯文，并在世界各国广为流传。

日本把医学称为"仁术"。"仁"是儒家最高的道德标准，也是孔子言论集《论语》的思想核心。日本医学家认为孔子提出的"仁者，人也"就包含着伦理道德内容。日本医学家认为"仁"是人类相互间的爱，包含慈爱、怜悯、赐惠、养育等内涵。仁爱和基督教的怜爱、佛教的慈悲相通。医学是学问和技术合成的。施仁必须有渊博的学问和技术。技术是人类推动自然发展的手段，仁术是发展人与人之间关系的方法。医生在行医过程中应考虑人与人之间的关系。中医医学随佛教传入日本，日本医学的发展背景不能忽视佛教的存在。佛教偈语"诸恶莫作，众善奉行，遵守戒律，自净其意"对日本医护道德有重要影响。

三、价值观的新发展

（一）医护道德价值目标的转化

传统的医护道德一直认为，关心病人的生命是医护道德的着眼点，也是医护道德的价值目标。主张无论在什么样的情况下，医护人员千方百计地保存和延长病人的生命才是道德。治病救人是医生的天职和义务。这种生理价值、医学价值的"生命神圣论"观点一直延续到本世纪，都是医护道德的核心。但是，随着现代医学和护理伦理学的发展，"生命神圣论"发生了动摇，代之以"生命质量论"和"生命价值论"。医护道德的价值目标发生变化，人们对医学的希望和要求，不仅满足于消除疾病的痛苦，而且希望自己身心更加健康，更加长寿，希望人种有更好的改良。这样，医护道德就被赋予了更广泛的社会价值，不仅局限于生理价值、医学价值，还要着眼于社会价值。人们主张的生命神圣也应该是有条件的，那种无条件的维持生命不一定是善的，而有条件的任其死亡也不一定是恶的。

（二）医护道德的责任日益扩展

医护道德研究的主要课题一直是医护人员和病人的个体关系。伴随医护道德价值观的变化，医护人员的社会道德责任日益加重、扩展。由面向单个病人扩展到面向整个人类社会。在处理医护患关系时，不仅要考虑个人利益，还要尽可能考虑到社会利益。不仅要重视病人的治疗，还要重视对疾病的预防。医护人员的服务对象不仅是病人，还有正常人，如从婚前检查、计划生育开始到分娩接生、婴幼儿保健医疗，少年、青年、壮年、老年医疗保健，一直到临终护理，都要负责。人的一生医疗保健都要负责。这些都说明，医护人员的医护道德责任日益扩展加重，医护道德观念扩大到整个社会。

（三）义务论向公益论转化

义务论与美德论一样，是传统医护道德的重要组成部分。义务论作为医护道德核心思想具有悠久的历史和影响，它主张医护人员应当遵照某种既定原则或某些规范，作为一种道德责任约束个人行为的理论。义务论表达的形式是应该做什么，不应该做什么。如要求医护人员把病人利益放在第一位，这提供了高尚的道德信念，构成了医护人员的道德理论和价值与要求等。但是，这种理论缺乏对社会后果的考虑，难以解决当今医学科学发展条件下所出现的许多伦理难题，如治疗疾病时，需考虑到昂贵费用（器官移植、新生儿严重缺陷修补等）对社会经济造成的沉重负担及社会公益价值等。因此，义务论必须转化为公益理论来指导医护道德问题。

（四）医护道德的发展将从根本上解决人类健康的道德原则

由于社会和科学的发展，人类的物质文明和精神文明水平不断提高，传统的医护道德的价值观也被新的认识和观点代替。如几千年来，人工流产和绝育都被认为是医护道德堕落，古希腊医学家希波克拉底也反对堕胎。可是人口剧增使人们的道德观念发生变化，建立计划生育机构，鼓励医学家和哲学家对控制人口增长从理论上和道德上进行研究。同时，今后将主要集中探讨提高人口质量问题，从根本上解决人类健康的道德问题。如优生和遗传、试管婴儿、严重缺陷新生儿的处理、性别诊断、器官移植、安乐死等问题，这些都反映了人类对自身健康和人口质量的要求。

护理伦理案例

病人，女，李某，34 岁。因胎位不正，住入某医院行剖宫产手术，顺利产下一男婴。术后发热不退，腹痛明显。经抗炎治疗无效，并出现弥漫性腹膜炎症状。再次行剖腹探查术，发现腹腔内有 4 层厚、45 cm 见方的大纱布留在腹腔内，术后经抗感染治疗后病人痊愈出院。

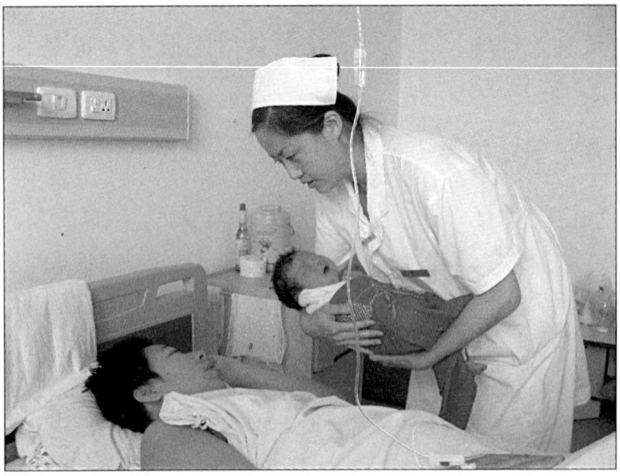

【伦理分析】

1. 卫生部发布的《医院工作制度、医院工作人员职责》(试行草案)(简称《草案》)关于查对制度中有明确规定:“凡进行体腔或深部组织手术,要在术前与缝合前清点纱布块、纱布(棉花)球和器械数。”这是手术室护士必须严格遵守的,医护人员严重地违反了规章制度。

2. 忽视查对制度,无视规章制度和操作常规对医疗工作的保证作用,就必然出错,也严重地违反医护道德要求。

3. 符合《医疗事故处理条例》的按条例要求处理。

思考题

1. 简述我国传统医护道德有哪些?有什么现实意义?

2. 祖国古代医护道德的基本原则和规范是什么?

3. 叙述古代西方医护道德中具有代表性的医护道德思想有哪些?其代表人物有哪些?

4. 如何继承和发扬祖国的优良医护道德传统?

第三单元
护理伦理学的基础理论

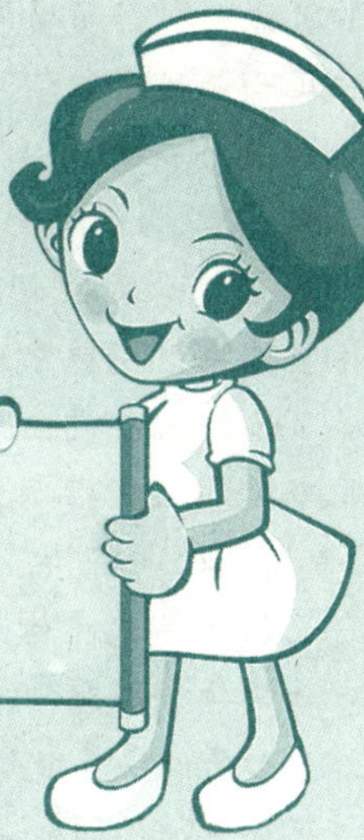

学习目标

1. 掌握护理伦理学的基本理论。
2. 熟悉护理伦理学基本理论的内容。
3. 了解护理伦理基础理论在护理伦理学中的地位。

在护理道德的历史发展中蕴涵着丰富的伦理思想，形成了系统的理论原则，成为护理伦理学体系的重要组成部分，是学习护理伦理学必须掌握的理论基础。其中包括生命论、人道论、美德论、义务论和公益论。一个护理道德高尚的护理人员，必然对护理技术精益求精。一个护理技术平庸的护理人员，谈不上护理道德高尚。护理道德中包含着护理技术，护理技术中包含着护理道德，两者相辅相成。总之，以上护理道德规范要求我们每一个护理人员都要朝着护理道德高尚、护理技术精湛的理想护理道德境界努力。

护理伦理故事

中国的提灯女神——刘心慈

“我这一生只知道爱病人，把他们的事情做好了，我心里就舒服了。”这是安徽省护理界的老前辈，合肥市第二人民医院主任护师刘心慈女士生前常说的一句话。2006 年 11 月 29 日凌晨，窗外天空阴云笼罩，86 岁的刘老走了，穿着她一生最爱的护士服，永远地离开了我们。刘心慈 1937 年开始从事护理工作，新中国成立前曾在芜湖弋矶山医院等单位工作。1950 年 10 月抗美援朝战争爆发，大批志愿军伤员急需责任心强、技术过硬的护士。刘心慈闻讯后积极报名参加战场救护队，奔赴东北第 28 军后方医院。克服严寒及供给紧缺等困难，夜以继日地守护在伤员身边。在她和同事的精心护理下，400 多名伤员很快伤愈出院，重新奔赴战场，伤员们称赞她是“中国的提灯女神”。

她的敬业精神与负责态度,得到军区首长的肯定和赞扬。为此第 28 军军后方医院给予她记一等功 1 次。

新中国成立后,刘心慈先后在南京市国立助产学校附院、安徽省立医院、合肥市第一人民医院、合肥市第二人民医院工作,并在 1983 年晋升为安徽省第一批主任护师,1991 年成为合肥市护理界唯一的国务院特殊津贴获得者。也就是从这一年开始,老人每年坚持将这笔钱拿出来,帮助那些需要的人们。15 年来,她一直捐赠希望工程,并在她从事过的医院设立奖励基金,奖励那些优秀护士,1976 年 7 月,唐山大地震发生后,合肥市接到上级指示,要求安排护理一批伤员,当时 56 岁的刘心慈不顾自己体弱多病,带领一批即将毕业护校学生接应、抢救和护理伤员。一些轻伤员躺在病床上,看着和自己母亲年纪相仿的刘老整天为他们端屎端尿,擦洗喂饭,每晚还为他们按摩治疗,都感动得热泪盈眶。

刘心慈的一生就像她的名字一样"心地善良,慈祥可亲",遇到经济困难的病人,她会慷慨解囊,馈赠衣物;遇到外地病人术后食欲减退,她会为他们烧菜熬汤,并亲自送到床头。1969 年,刘心慈在合肥市长丰县巡回医疗时,医疗队为一位孕妇实施剖宫产术,因为失血过多,病人生命危在旦夕,在得知病人血型和自己一样时,她毫不犹豫卷起衣袖献出了宝贵的 400 mL 鲜血,及时挽救了那位妇女的生命。

刘心慈酷爱护理工作。在她准备退休的前一年,虽已年近六旬,但她仍坚持到病区做临床护士,使全院的护士及病人深受感动。刘老住院期间,同病房患者被子踢开了,她会很自然地走过去帮着掖一下。临终前刘老因病出现了记忆、智能严重衰退的症状,但当她知道自己就要走了的时候,她却想起了一件重要的事情,那就是让家人给自己买一套护士服,好穿着上路!就这一句话竟成了刘老留给家人最后的遗言。

第一节　生　命　论

生命论是对人的生命的关注而确立的理论。随着社会的进步和科学的发展,人们对生命有着不同的认识和看法,围绕如何认识人的生与死,如何处理生与死的矛盾问题,形成了生命神圣论、生命质量论,以及生命价值论的观点。

一、生命神圣论

(一) 生命神圣论的含义

生命神圣论认为,生存的权利是人的基本权利,人的生命只有一次,人的生命至高无上,神圣不可侵犯。早在 2 000 年前《黄帝内经》中就有"天覆地载,万物悉备,莫贵于人"的说法。唐代医家孙思邈在《备急千金要方》中说"人命至重,有贵千金",告诫世人要特别看重人的生命。这是朴素的传统医护道德思想。

（二）生命神圣论的意义

生命神圣论的伦理意义在于：首先，生命神圣论对人的尊重，重视和保护人的生命起到了积极的作用。其次，生命神圣论推行医学人道主义，尊重人的生命和人格。再次，生命神圣论对实行一视同仁的医护道德规范也有积极的意义，充分体现在医疗护理面前人人平等的思想，这既是传统医护美德，也不失其现代意义。

但是，生命神圣论也有消极的一面，它片面地强调生命的数量和生物属性，把生命绝对化，认为只要是人无论是严重缺陷的新生儿还是脑死亡的植物人，都要不惜一切代价地救治，忽略了生命的质量和价值，保护了无意义的生命，增加了家庭和社会的精神和经济的负担，又影响计划生育和人口素质的提高。

二、生命质量论

生命质量论是以人的自然素质的高低、优劣为依据，衡量生命对自身、对他人和社会存在价值的一种道德理论。生命质量论是现代医学发展的必然产物，随着医学的发展，社会的进步，人们已经不满足只维持生命的数量和延长生命，而是更加强调生命的质量。

（一）生命质量论的含义

生命质量标准有三个层次：

主要质量：个体身体和智力的状态，也可称人性素质。是区别正常人和不健全人的标准。无脑儿、白痴、先天愚型等视为非人素质。

根本质量：生命的意义和目的，与他人在社会和道德上相互作用。如严重的脊柱裂婴儿、晚期癌症病人、不可逆的昏迷病人等都使生命丧失了根本质量。

操作质量：用智商、诊断学的标准来测定智能、生理方面的人性质量。

生命质量大体可分为：最低层次、中等层次和最高层次。

（二）生命质量论的意义

第一，从传统的生命神圣论转向追求生命质量的新观念，是人类追求自身完美的认识上的飞跃。

第二，生命质量论对于控制人口数量增长和人口质量的提高，落实计划生育政策，早日实现富民强国的战略及人类生存环境的保护和改善有着重要的意义。

第三，生命质量论为医护人员对某些不同生命质量的病人，采取相应的治疗原则、方法和手段提供了理论依据。

生命质量论也有其局限性，它对生命质量采取了极端的立场，认为一个生命没有质量，就没有义务加以保存或保护，带有明显的片面性。所以，单纯凭生命质量决定一个体生命延长、维持、结束或缩短是不够的。

三、生命价值论

生命价值论是以人具有内在的与外在的价值衡量生命意义的道德观念。

（一）生命价值论的含义

生命价值的高低或大小依据两个方面：一是生命的质量，即生命的体力和智力状态的自然素质状况；二是生命的社会价值，即对他人、对社会和人类的意义。

（二）生命价值论的意义

生命价值论的意义，在于把生命的内在价值和外在价值统一起来，并以此来评价生命。这样可以避免用个体生命的某个阶段或某一个时期来判断生命的价值。

生命论作为护理伦理学的基本理论，它把生命神圣论、生命质量论和生命价值论有机地结合在一起，使人们对生命的认识、评价和控制更加具有合理性、科学性和公正性。

第二节　人　道　论

护理伦理学中的人道论是研究护理工作中人道主义的一种伦理理论。医学人道主义是传统护理道德的精华。医学人道论强调人的地位，肯定人的价值，维护人的尊严和幸福，满足人的健康需要和利益，是护理道德的重要内容。

一、人道论的含义

马克思主义认为，对于人道主义要作具体的、历史的分析。人道主义有两方面的含义：一是作为世界观和历史观；二是作为道德原则和道德规范。医学人道主义在医学领域的特殊应用，因此，它既应具有人道主义的本质和内涵，同时更应体现在医学中的特殊意义。古今中外，许多医学家都以仁慈之心爱护病人，以济世救人作为自己行为的道德准则。在与病人的人际关系中，表现为爱护、关心病人健康，重视病人生命，尊重病人的人格和权利，维护病人的利益和幸福为宗旨的伦理原则。

二、人道论的意义

医学人道主义经历了古代朴素的医学人道主义，实验医学时期的医学人道主义，以及当代的医学人道主义，现代医学继承了传统的医学人道主义原则，并扩大了人道主义的作用范围。我们继承和发扬人道主义的传统护理道德观就要做到以下几点：

首先，护理工作对象是人不是物，对病人应给予尊重和关心。一切从病人的利益出发，全心全意为病人服务。

其次，护理人员必须十分珍重病人的生命，对病人极端地负责。

最后，护理人员必须尊重病人的人格、尊严和权利，平等待人。要尊重病人的医疗护理权利，认真倾听病人的意见，了解病人的要求，会解决和解释病人提出的问题。重要的诊疗措施不应由护理人员单方面决定。

第三节 美 德 论

美德论是关于护理人员道德品质的学说。任何时代、任何国家、民族都具有许多的传统美德。在护理道德中美德内涵十分丰富，其中一些美德已概括为医学伦理、护理伦理原则和规范的重要内容。

一、美德的含义

美德通常指人的道德品质，是一定社会的道德原则和规范在个人思想和行为中的体现，是一个人在一系列的道德行为中所表现出来的比较稳定的特征和倾向。护理道德品质是指护理人员按照一定的护理道德准则行动时所表现出来的稳定特征和倾向。护理道德品质有以下三个基本特点：

1. 护理道德品质与护理道德行为紧密相连

护理道德品质是护理道德行为的客观内容，护理道德行为则是护理道德品质的外部表现，离开了护理道德行为就不可能构成护理道德品质。

2. 护理道德品质是一种自觉意识的行动过程

它不受外力制约，而是在行为前对行为动机和后果的善恶、是非判断和选择，是凭借自觉意志控制和处理感情与行为的结果，可以说，是护理人员自觉意志的凝结。

3. 护理道德品质是在护理道德行为中表现出来的稳定特征和倾向

作为表现护理道德品质的护理道德行为，不只反映在护理人员一时一事上，而是反映一系列护理道德行为统一中，即在护理实践活动的某一时期，某一阶段以至一生的全部护理道德行为的整体中表现出始终如一的稳定性和一贯倾向。

二、美德的内容

在长期的护理实践中，培养了护理人员许多高尚的品质，主要有以下内容：

仁慈——就是讲人道、同情、尊重、关心病人。

诚实——讲真话，办实事，有了差错敢于承认，吸取教训，具有实事求是的作风。

审慎——行为之前的周密思考与行为过程中的小心谨慎。

公正——对待病人不分贵贱贫富，不分种族信仰，不分职位级别都应"一视同仁"尊重病人的医疗权利。

进取——刻苦钻研，知识渊博，技术精湛，虚心求教，精益求精。

廉洁——作风严谨正派，不图谋私利。

历来的护理道德都十分强调美德，无论是希波克拉底为代表的西方医护道德思想，还是以唐代医家孙思邈为代表的中国医护道德传统，对护理人员的美德要求都十分严格。

三、美德的培养

美德培养是一个长期的逐步发展的过程。在社会主义制度下，为护理人员美德培养提供了良好的社会条件，但护理道德品质的形成还需要护理人员个人主观努力，要经历一个由护理道德认识，护理道德情感、护理道德意志、护理道德信念和护理道德行为诸因素相互作用的综合过程。

第四节　义　务　论

义务论与美德论一样，都是传统医护道德的重要组成部分。义务可以和责任等同，是护理伦理学的重要道德范畴。

一、义务论的含义

道德义务是一个人对社会或他人所负的道德责任，是一定社会、阶级的道德原则和道德规范对人们的道德要求。马克思主义护理伦理学的义务论是主张护理人员应当遵照某种原则或某些规范作为一种道德责任约束个人行为的理论。义务论研究的是准则和规范，即以此判断护理人员行为的是非以及道德责任，它强调对病人生命与健康的责任利益，把对病人负责视为绝对的义务和责任。这种义务和责任是影响最广泛、历史最悠久的道德准则。

二、义务论的意义

义务论强调护理人员的道德义务来源于社会对医学的需要，决定于人类健康的需要，而决不决定于自身。义务论强调护理人员对每个病人的责任感，其道德目标主要集中在美好的动机和护理人员个人行为的谨慎方面。这种道德建设产生积极有益的影响。

1. 继承发扬优良传统

义务论促进护理人员继承和发扬优良的护理道德传统，培养高尚护理道德。

根据医学发展的需要向护理人员提出护理道德的具体要求。以此来判断护理人员行为正当与否的标准。护理人员应该做什么？他的责任是什么？并对护理人员的意向和后果、动机和条件的关系进行分析，以保证护理人员的行为的道德价值。

2. 认真履行道德义务

在义务论道德责任感的驱使下，认真履行道德义务，把全心全意为人民服务视为自己的天职，刻苦钻研，勤奋工作，无私奉献。古今中外的医学史上出现了许多医护道德高尚的医学家，他们急病人之所急，想病人之所想，为病人解除疾苦，保障人民健康，为医学科学的发展作出了杰出的贡献。这与义务论思想指导有关。

3. 义务论是护理伦理学的核心

传统护理伦理学的主要内容是历代医学家根据临床实践的体验提出的具体护理道德行为规范，内容十分广泛，涉及护患关系、医护关系，医护科研关系、个人道德修养等方面，丰富了义务的内容，也成为护理伦理学的核心内容。

但是义务论忽略了动机与效果的统一，忽略了对病人应尽义务和对他人、社会义务的统一。在医学科学发展的今天，已经受到冲击，在器官移植、试管婴儿、安乐死、遗传工程等问题面前，义务论暴露出相当的局限性。

第五节　公　益　论

公益论是以社会和人类的利益出发，主张在医疗卫生事业中合理分配利益，以公正态度对待社会成员、自身行为应符合病人、社会全体成员、整个人类及子孙后代的利益的一种道德理论。简言之，公益论就是护理人员应将对病人的责任同对他人、社会和后代的责任统一起来的理论。

一、公益论的含义

公益来自公正，公正是传统的个人美德，也是社会性事业中所要求的道德，即公平合理地对待每一社会成员。公益论从社会和人类利益出发，公平合理地解决医疗活动中出现的各种利益矛盾，要求不仅有利于病人，还应有利于人类及子孙后代，有利于生态环境和有利于医学科学与技术的发展。

二、公益论的内容

首先，要求医护人员将对病人的责任同对社会、对他人和后代的责任统一起来。有人将社会责任称为广域责任，后代责任称长程责任。对社会和后代的公益责任有：① 控制人口数量的责任；② 提高生命素质的责任；③ 保护环境的责任；④ 保护资源免受耗竭的责任;⑤ 保护天然性别比例平衡的责任;⑥ 维持人类种系延续及其纯洁的责任。

其次,要求在制定卫生政策、卫生发展战略方面符合公正、合理的原则。在稀有医疗卫生资源分配上必须符合大多数人的利益。

三、公益论的意义

公益论引入护理伦理学领域,有重要的现实意义:

第一,可以按照多数人利益的公正原则研究解决现代医学发展中的伦理难题。

第二,有利于重视人类生存环境的改善,为子孙后代造福。

第六节　功　利　论

一、功利论的含义

功利论,也称为功利主义。是一种以人们行为所产生的结果来判定道德价值的基础或基本评价标准。功利论强调凡能为大多数人造福,能使大多数人快乐的行为就是道德的行为。是西方伦理学中一种以功效或利益作为道德标准的,与义务论相悖的伦理学说。现代功利主义具有代表性的是行为功利主义和准则功利主义。行为功利主义是指人的行为比任何另外的行为在此时、此地、此种情况下能更好或更有益处,这个行为就其内容来说是善的也是道德的。准则功利主义认为依据道德规则能够带来好的结果的行为就是道德行为。

二、功利论的意义

在护理伦理学中,功利主义为其发展提供了新的动力和积极的影响。功利主义的产生促使护士在护理行为中要以满足病人和社会多数人的健康利益为标准。同时,功利主义还关注护士的自身的合法利益,有助于调动护士工作的积极性。把护士的个人利益和医院、社会的整体利益结合起来,把眼前利益和长远利益结合起来,更有利于护士树立正确的人生观、价值观和高尚的职业道德。然而,在护理工作中,要正确应用功利论理论,公平、公正地对待病人,以广大人民群众的健康利益为标准,全心全意地为人民的健康服务。防止利用职务获得不正当利益,使功利主义演变成为极端的利己主义。

护理伦理案例

病人，赵某，女，34岁。诊断为结核性缩窄性心包炎。术后住抢救室，特护，病情稳定，用洋地黄类药物控制心力衰竭。术后第三天（星期日），夜班主治医师A于下午5:00打电话给白班医师B，因个人有事晚到一会儿，并说："你可以按时下班，有事请骨科值班医师C照顾一下。"医师B下班前告诉护士如果病情不好，脉搏超过120次/分，可以给毛花苷C 0.2 mg，有事可找医师C。晚6:30，病人自觉心慌，脉搏100次/分，护士给毛花苷C 0.2 mg静脉推注。晚7:30病人憋气加重，血压90/70 mmHg、脉搏140次/分，中心静脉压14 mmHg，护士在没有正式医嘱的情况下，静脉又给毛花苷C 0.2 mg。晚9:30病人症状加重，呼吸浅表、减慢，面色发绀，血压测不到，护士又经静脉给毛花苷C 0.4 mg，并请医生抢救。当夜班医师A赶到时病人正在抢救之中，晚10:30病人抢救无效死亡。病人家属认为值班医师不到位、抢救不及时而致病人死亡，要求追究责任，于是发生了医疗纠纷。

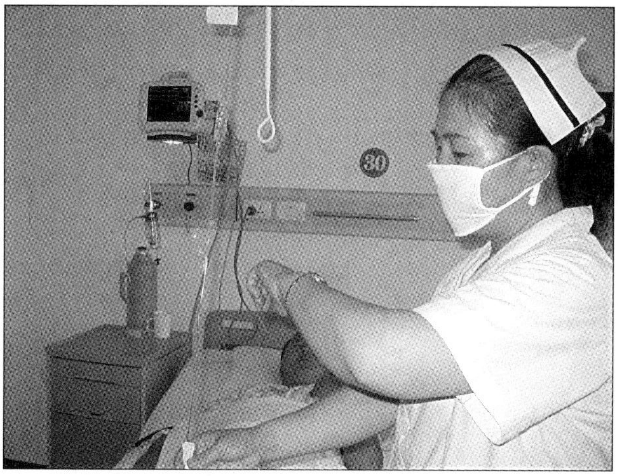

【伦理分析】

从上述事例可以看出：

1. 医生未遵守各级医生的职责、岗位责任制，反映出医德医风建设存在较为突出的问题——对病人不负责任、不坚持岗位，不恪守职责。

2. 抢救室一刻也不能离开医生，医生A打电话迟到而请医生C照顾一下是不妥的，医生B不应该在医生A未到而离开抢救室，护士更不应该在没有医嘱的情况下擅自治疗。

3. 病人死亡的原因一方面是病情严重，另一方面是与医生抢救不及时、工作不负责、护士擅自治疗有关系的，医护方负有责任。

思考题

1. 简述护理道德基本范畴的概念及内容。
2. 什么是生命论？具体内容有哪些？

3. 什么是人道论？具体内容有哪些？
4. 什么是美德论？具体内容有哪些？
5. 什么是义务论？具体内容有哪些？
6. 什么是公益论？具体内容有哪些？
7. 什么是功利论？具体内容有哪些？

第四单元 护理道德的基本原则、规范和范畴

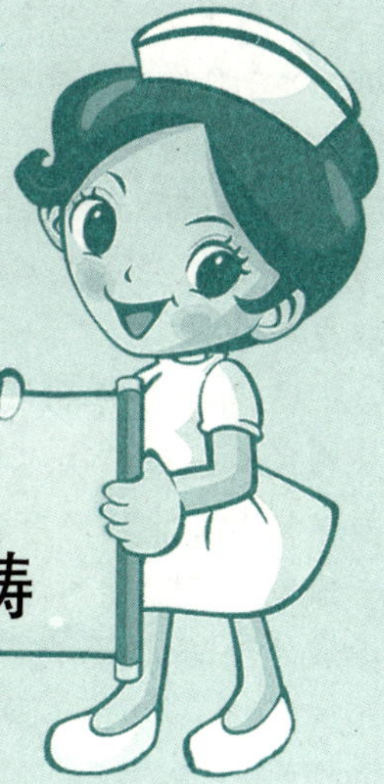

学习目标

1. 掌握护理道德的基本原则。
2. 掌握护理道德基本原则的具体内容。
3. 掌握护理道德规范的基本内容。
4. 熟悉护理道德规范，增强遵守护理道德规范的自觉性。
5. 熟悉护理道德范畴的含义和内容。
6. 了解护理道德的范畴。

护理道德的基本原则、规范和范畴是护理道德的最为重要的内容。是广大护理工作者建立护理道德观念，选择护理道德行为，进行护理道德评价，开展护理道德教育和加强护理道德修养的重要标准。作为护理专业的学生必须了解和掌握护理道德的基本原则、规范和范畴。

护理伦理故事

我国首位南丁格尔奖获得者——王琇瑛

王琇瑛，中国护理教育及公共卫生护理专家。1908 年 5 月 28 日出生于河北正定。1931 年毕业于北平协和医学院高等护士学校并获燕京大学理学士学位。留校任公共卫生护理助教。1935 年赴美国哥伦比亚大学师范学院护理系进修，获硕士学位。1938—1943 年任协和医学院高等护士学校公共卫生护理讲师，兼北平第一卫生事务所主任、副所长等职。1943—1946 年协助协和护校往成都复校，获副教授职称。1945 年与华西大学社会系赴彝族地区考察卫生状况。1946 年回北平任原职。1950 年当选为中华护士学会副理事长。1952 年抗美援朝期间率护士长教学队赴沈阳。1954 年在北京市卫生局教育科技部门工作，创办北京市第三护士学校并任校长。1961 年任北京第

二医学院护理系主任。1980—1987 年兼任中华护理学会科普委员会主任委员。曾主编《公共卫生护士学概要》《小学卫生试验教材》《护理发展简史》《护理荟萃》和组织编写《卫生广播演讲集》等书，任《医学百科全书护理学分册》《医院护理管理》《基础护理》（英译汉）、《护理手册》等书的编委。主编的《家庭护理》获全国科普图书二等奖。1983 年当选为第五届全国妇联副主任，应邀赴伦敦接受英国皇家护理学院授予的荣誉校友称号。

1983 年 7 月 11 日下午，在北京人民大会堂举行南丁格尔奖章颁奖大会。王琇瑛是我国第一位获得这项国际护理界最高荣誉奖的护理工作者（与王琇瑛同获第 29 届南丁格尔奖章的还有其他 20 个国家的 35 名护士）。全国政协主席，中华护理学会名誉理事长邓颖超同志亲自为王琇瑛同志授奖。中国红十字会会长钱信忠发表了热情洋溢的讲话，与会代表受到极大的教育和鼓舞。

第一节　社会主义护理道德的基本原则

一、社会主义护理道德的基本原则

社会主义护理道德的基本原则，是社会主义护理伦理学的一个基本理论问题。社会主义护理道德的基本原则应该反映人民群众的根本利益，应该反映在社会主义制度下新型道德关系。这个原则应该是广大护理人员在建立护理道德观念，选择护理道德行为，进行护理道德评价和护理道德教育过程中，自觉遵循的护理道德原则。

（一）社会主义护理道德的基本原则，必须具备的基本条件

（1）必须贯穿于社会主义护理道德发展的始终，并且始终是衡量护理人员个人行为和品质的最高道德标准。

（2）是社会主义护理道德调整个人和整体的关系所应遵循的根本指导原则，它必须能够统率社会主义护理道德所有的规范和范畴。

（3）社会主义护理道德的原则和护理道德的具体规范是有区别的。护理道德原则，又称护理道德的基本原则，它是处理护理人员个人利益和整体利益关系的根本准则，是调整人们之间相互关系的。各种具体规范是最基本的出发点和指导原则，是护理道德的社会本质和阶级性最直接、最集中的反映。因此，社会主义护理道德的各种具体规范、范畴都是从这个基本原则派生出来的，都是这个基本原则的补充和展开，或者说是它的具体表现。

（二）社会主义护理道德的基本原则

以共产主义思想体系为指导，防病治病，救死扶伤，实行社会主义的人道主义，全心全意为人民身心健康服务。这一原则是共产主义道德的集体主义原则的具体体现，

也是医学这一职业活动最根本的具体体现，更是医学这一职业活动最根本的道德要求。四项基本原则的核心是共产党的领导。那么，社会主义护理道德的核心或本质是：发扬社会主义人道主义精神，全心全意为人民身心健康服务。

护理道德的具体原则是：

1. 自主原则

每个人都有权利根据自己的价值观和所掌握的信息与资料，不受外界干扰，自由地做出决定并采取行动，其实质是对人的尊重。

2. 有利原则

一切为病人的利益着想，尽量做对病人有益的事情。同时也要尽量避免对病人的伤害。

3. 无害原则

不要做有害于病人身心的事，而且强调了护士的品德，应做到富有同情心、仁慈和蔼。

4. 公正原则

护士面对各种不同种族、肤色、年龄、职业、社会地位、经济状况、文化水平的人，给予公正的护理。公正的实质是平等，即护士应对病人一视同仁，平等待人。

5. 知情同意原则

（1）病人在医院所接受的主要治疗必须在病人或其家属全面了解情况，经过自身的判断，自愿表示同意的条件下才能进行。

（2）条件：① 病人必须对所接受的诊断、治疗或护理完全知情，即了解其原因、方法、优点及缺点，可能出现的反应或副作用等；② 同意必须建立在完全自愿的基础上，任何强迫病人同意或病人由于害怕报复而同意的均不属于知情同意；③ 病人或家属是在完全清楚、有能力做出判断及决定的情况下同意的。

二、社会主义护理道德基本原则的特点

社会主义护理道德基本原则，可以归纳为以下三个基本特点：

1. 以共产主义思想体系为指导的

共产主义思想体系，就是无产阶级的整个思想体系，包括哲学、政治、法律、经济、美学、宗教、艺术等观点。这种思想体系，区别于任何别的思想体系，它是自有人类历史以来，最完全、最进步、最革命、最理想的思想体系。共产主义思想体系，在当今世界，“正以排山倒海之势，雷霆万钧之力，磅礴于全世界，而葆其美妙之青春。”社会主义的护理道德，是共产主义道德原则在医疗卫生部门的具体化。共产主义道德的基本原则，是忠于共产主义事业的集体主义原则。共产主义道德经常是和一定的职业结合起来的，并通过一定的职业道德表现出来。以共产主义思想体系为指导的社会主义护理道德，是以往任何护理道德传统所无法比拟的。

2. 以防病治病，救死扶伤为职业来表现的

早在远古时代，我国人民就开始积累防病治病，救死扶伤的经验和知识。在社会主

义时代，人们的社会分工更精细了，社会职业也更专业化了。恩格斯在《路德维希·费尔巴哈和德国古典哲学的终结》一文中指出：在社会生活中，“实际上，每一个阶级，甚至每一个行业，都各有各的道德”。[①]为人民服务，是一切职业道德基本原则的共同要求，而各种职业道德通过什么手段来为人民服务，都有各自的特殊性。社会主义护理道德基本原则是通过防病治病，救死扶伤，保障人民身心健康来表现的。社会主义护理道德绝不是空洞的说教，它是以现代医学科学为基础的护理人员要以自己具有的医学科学才华来为人民身心健康服务，通过有效的护理实践活动，放射出社会主义护理道德的光辉。

3. 以人道主义精神，为人民身心健康服务的

在社会主义社会，只有职业分工不同，没有高低贵贱之分。社会主义制度消除了剥削阶级人与人之间“人人为自己，上帝为大家”的利己主义原则，从根本上使医疗职业利益同整个社会的根本利益一致起来，从而建立了人们之间同志式的互相合作的关系，这种关系是互为服务对象的。

1949 年，新中国成立以后，我国广大医药卫生人员，在共产党的领导下，为保障人民大众的身心健康做出了重大的贡献。护理队伍建设也发展得相当快，这是我国医疗卫生事业所取得的重大胜利，也是社会主义护理道德区别于一切剥削阶级护理道德的一个根本标志。这与我国医疗卫生事业的正确方针政策是分不开的，与我国广大护理工作者发扬高尚的社会主义护理道德作风也是分不开的。

第二节　社会主义护理道德的基本规范

一、社会主义护理道德基本规范及形成

所谓规范，就是约定俗成或明文规定的标准。社会主义护理道德规范，就是指在社会主义条件下，医药卫生人员在医学活动中的道德行为和道德关系的普遍规律的反映，是社会主义社会对医药卫生人员行为和关系的基本要求的概括。

马克思主义认为，任何道德规范的产生和形成，都有着深刻的社会经济根源。人们按照自己的物质生产的发展建立相应的社会关系，正是这些人又按照自己的社会关系创造了相应的原理、观点和范畴。同样，护理道德规范的产生和形成，也离不开一定的社会物质生活条件和一定的社会关系。一定的社会经济形态决定着人们的社会生活和精神生活，决定着人们的道德关系和道德面貌。在我们社会主义社会，在生产资料公有制的基础上形成的新的护理道德规范，必然反映着公有制的要求和社会主义社会新型的社会关系和道德关系的行为准则。由此可见，护理道德规范的产生和形成，不是人们抽象思维的产物，而是由社会主义社会的物质生活条件和社会关系决定的，是无产阶级的护理人员在长期的护理实践中形成的。

---

① 《马克思恩格斯选集》第 4 卷，人民出版社 1995 年版，第 240 页。

二、社会主义护理道德基本规范的基本内容

(一)社会主义护理道德基本规范的实质

护理道德的基本规范是社会对护理工作者的基本要求,是护理人员在护理实践活动中所形成的道德关系的概括和反映,是一种特殊的职业道德规范。它的内容是根据医疗卫生事业和人民的身心健康利益,对护理人员的思想和行为从各个方面都作了比较详细、具体和全面论述的基础上规定的。护理道德规范与规章制度不同,护理道德基本规范要简明、概括;规章制度则要全面、详细、具体。护理道德规范主要靠护理工作者的内心信念发挥作用,规章制度则主要靠行政手段加以贯彻执行。两者互相补充,互相促进,共同起着规范护理人员行为的作用。

社会主义护理道德的基本规范,是在社会主义制度下护理人员在护理活动中的行为准则,是以人民群众的身心健康利益和促进社会主义医疗卫生事业与医学科学事业的发展为前提,以马克思主义伦理学为指导,以护理人员的护理道德水平为基础而制定的。它对广大护理人员来说,是一种客观的、科学的符合实际和需要的要求。它要求每一个护理人员都用以规范自己的行为。

(二)社会主义护理道德规范的基本内容

社会主义护理道德的基本规范是依据医疗卫生领域人际关系的特殊形式而规定的,其内容如下:

1. 热爱病人,有同情心

热爱病人,有同情心,是护理人员起码的行为规范,是护理人员对病人的一种道德感情,以仁慈、善良、怜悯为特征。这一规范是护理人员处理护患关系的准则,是尊重病人价值、维护病人尊严和权利的条件,也是社会主义护理道德基本原则的具体体现。只有按照这一规范对待病人,才能使病人积极参与治疗过程,争取早日康复。

2. 尊重病人,人格平等

护理人员把病人和自己都当“人”看待,而不受人的其他社会属性和自然属性的干扰。它包括两个方面的内容:一方面,护理人员对自己的服务对象要平等对待,一视同仁,尊重和关心病人的权利、利益和人格;另一方面,护理人员在为病人服务时,要尊重自己的人格。也就是要求护理人员无论在什么样的病人面前,始终都是从事护理工作的人,不能使自己的人格随着病人的高低贵贱而有所变化。

3. 语言亲切,态度和蔼

对病人语言亲切、态度和蔼是一个重要的护理道德规范,它要求护理人员在护理活动中始终做到和气、亲切、文雅、谦逊。只有这样,才能接近病人,及时掌握病人病情发展的情况,详细把握病人的既往病史。这一护理道德规范是由社会主义制度下人与人的关系和病人心理特点及医疗效果的需要所决定的。

4. 廉洁奉公,不谋私利

护理人员要有廉洁奉公,不谋私利的道德品质,只有这样才能做到全心全意为病人服务。这一规范要求护理人员在为病人服务时,要有无私奉献精神,不利用自己工作之便和病人对自己的感恩心理,向病人索取财物、赠品,或借机拉关系,让病人为自己办私事。这一规范,在社会风气不正的情况下,尤为重要。

5. 作风正派,尊重异性

护理人员在服务中,要严肃生活作风,尊重异性病人。这一规范要求护理人员庄重行事,及时检查自身行为,一切从护理需要出发,对病人不得有任何不轨行为。严禁利用工作之便调戏、玩弄、污辱病人,同时,还要求护理人员在工作过程中严禁嬉笑打闹、放荡不羁,避免造成病人的误会和对护理人员产生不信任感。

6. 治学严谨,精益求精

医疗效果的好坏,既与护理人员的道德品质有关,又与护理人员的护理技术水平密切相关。治学严谨,对技术精益求精,这一护理道德规范具体要求护理人员必须做到:坚持实事求是的原则,无论是研究理论,还是观察、实验和护理工作,都要尊重客观事实,从实际出发,严格按照客观规律办事;在学习、科研和护理工作中,对任何不熟悉的理论和实际问题都要细致入微,追根究底直到弄通为止;在学习和科研中严格要求自己,按照规律办事,避免过失和减少浪费;在学习和科研中,要勤奋学习、坚持不懈,只有这样,才能把握护理技术,真正掌握治病救人的知识和本领。

7. 尊重同道,密切配合

随着医学科学的发展,护理工作的分工越来越细。而对病人,单独一个护理人员难以全面、准确、进行合理有效的护理治疗,这就要求护理人员之间互相尊重,不论年龄大小,资历深浅,都要把他们当成自己的同志看待,维护其尊严和声誉,尊重其权利,尊重其意见。同行之间要肝胆相照,互相信任,互相支持,密切配合,共同完成护理任务。

8. 一丝不苟,极端负责

护理人员服务的对象是病人,病人及其家属把病人的一切都交给护理人员,护理人员是认真负责还是疏忽大意,直接关系到病人的生命安危,涉及千家万户的欢乐与悲哀。因此,要求护理人员必须遵守这一规范。一丝不苟就是要求护理人员小心谨慎,认真对待每一个细小的症状,决不马虎从事;极端负责就是要护理人员敢于为病人负责,并能够负起对病人的责任,不放过对病人的任何一点抢救和治疗的机会,使病人得到及时有效的诊治。

(三)社会主义护理道德规范的作用

社会主义护理道德规范作为一种明确、具体的行为准则,具有非常重要的作用。

(1) 这些行为规范的制定,丰富了护理伦理学的内容,护理道德规范是护理伦理学的重要组成部分,在社会主义条件下,完善护理道德规范的内容,对于丰富和发展马克思主义伦理学具有重要的意义。

(2) 护理道德规范的制定,对于医疗卫生领域进行精神文明建设具有重要的

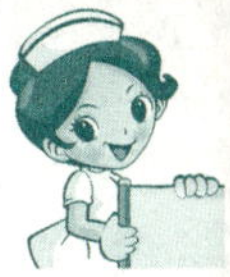

作用。

（3）护理道德规范的制定，对于人们深刻理解社会主义道德原则和实质具有重要的作用。护理人员理解了护理道德规范，就能准确地把握护理道德的基本原则，增强实践的自觉性。

（4）护理道德规范的制定，为护理人员的护理道德实践提供了具体、明确的方向和方法。社会主义护理道德规范非常明确地规定了护理人员在护理活动中，应该怎样做和不应该怎样做，这就使护理人员在选择护理道德行为，进行护理道德评价等方面有了依据，从而保障了护理人员的行为合乎道德的方向发展。

第三节 社会主义护理道德基本范畴

一、社会主义护理道德基本范畴的含义

社会主义护理道德基本范畴，是人们对社会主义护理道德的最普遍本质和关系的概括和反映。社会主义护理道德的范畴与社会主义护理道德的基本原则、核心、职能和规范是密切联系的。它在社会主义护理道德中占有重要的位置。每个范畴都是表现人们护理道德关系和护理道德面貌的个别方面的一些基本的概念。它既受社会主义护理道德基本原则、核心和规范的制约，同时又是它们的必要补充和说明。社会主义护理道德范畴，是社会主义护理道德实践的总结和概括。由于社会主义制度不断完善，社会意识形态的发展和医疗科学水平的不断提高，护理道德的范畴及其内容含义也不断充实和发展。护理道德范畴对人们的护理道德修养和实践，有着重要的指导意义。深刻而正确地阐述护理道德范畴，能够使护理人员的道德行为在一些最基本的问题上有一个正确的准则。

二、社会主义护理道德基本范畴的内容

护理道德的范畴是护理道德关系的反映，它以概念的形式反映护理道德的各种关系。它在护理实践中指导人们的行为，调整人际关系，以实现护理道德原则和规范的要求。社会主义护理道德的基本范畴的内容包括权利、义务、荣誉、良心、情感和保密。

（一）护理道德权利与义务

1. 权利

护理道德权利，包括两方面的含义。一方面是病人对医疗卫生事业享有的权利；另一方面是护理工作者在护理工作中应有什么权利和怎样运用这个权利。关于对护理道德权利的理解可以从以下几方面说明。

（1）任何病人都享有医疗护理的权利：人的一生最宝贵的是生命。当人的生命受

到疾病的折磨时,人人都有享有医疗护理的权利。这是任何人特别是护理工作者所不能无视的病人的权利。如果违背这一点,就是不道德的,这是一个起码的道德标准。现在我国每个人都享有医疗权,医院向所有病人开放,公费医疗制度,国家免费的普查预防制度等,保证了医疗权利的普遍实现。但是,在我国,也偶有拒绝病人求医的事例发生。个别护理人员,从个人的私利出发,无视病人的正当权利,造成了不应有的医疗事故,这是极不道德的,更有甚者还造成了犯罪。所以,我们必须明确,任何护理工作者都必须尊重病人的医疗护理权利。

(2) 病人享受的医疗护理权利是平等的:社会主义护理道德要求护理人员不能因为病人的地位高低,权利大小,收入多少,知识多寡等差别而在尽职尽责上有差别。对待所有病人,都应该在条件允许的范围内尽最大努力进行医治,这是一个护理人员最基本的道德品质。目前,许多医院提倡对病人一视同仁,几个一样,实际上是对病人平等医疗护理权利的尊重。那种对病人"看人下菜碟"的态度,对自己熟悉的,对自己有利的就来之敬之;不熟悉的,无利可图的就疏之远之的做法,实际上是对病人享受的医疗护理平等权利的侵犯。

(3) 病人有权监督自己医疗护理权利的实现:在社会主义国家,既然我们承认病人享有平等的医疗护理权利,那么也要承认病人有权维护这种权利。如果病人的医疗护理权利受到侵犯,生命受到疾病的威胁时,却又被拒绝治疗,病人可以通过社会舆论提出批评,也可以要求医疗单位或有关人员改正错误。现在有的护理人员不承认病人有维护自己的权利,他们把病人的批评建议视为对自己的刁难,甚至给予打击报复,这是十分错误的,是十分不道德的行为。

(4) 关于护理人员的正当权利:病人乃至整个社会,应该尊重护理人员的正当权利。护理人员的权利,是维护保证病人医疗护理权利的实现,是使病人健康的权利。护理人员的权利超出这个范围是不道德的。所以那种拒绝给病人治病,拒绝给病人护理,而引起的一切恶果,护理人员必须承担道德责任直至法律责任。当然,在保证病人恢复健康的前提下,护理人员在护理的方法上,是有自主权的。例如,要求病人或病人家属应做何种配合等,这都是护理人员的权利。病人和家属,乃至整个社会,应当尊重护理人员的权利,护理人员也可以而且应当抵制对自己权利的侵犯。

2. 义务

义务是护理伦理学中一个重要范畴,它的基本含义是指作为一个社会的人,在道德上应履行职责。为了国家、民族、社会的利益每个人都应该自觉地完成自己的工作任务。因此,这种义务完成的好坏,就成为衡量一个人道德水平高低的尺度。那么,作为一个护理工作者的道德义务是什么呢? 应如何理解这种职业道德呢?

(1) 为病人治疗服务,这是职业的基本道德义务:一个护理人员应对病人健康承担义务,这是起码的道德要求。但是,这个普通的道理,在相当一部分护理人员的脑海里是认识不清楚的。有些护理人员把为病人治病,看成是对病人的恩赐,特别是那些生命垂危的病人,经过医护人员的抢救,转危为安,病人就得感恩,就得答谢,否则就被认为是知恩不报的人。有这种观点的护理人员,就很自然地把为病人治病看做是可做可不做的事情,就没有履行自己的职业义务的觉悟,这种思想行为是背离道德义务原则的。我们说对病人不应有恩赐观点，这是从历史唯物主义的基本原则得出的。马克思主义的唯物史观认为：是人民抚育了我们医护人员，而不是我们养育了人民，我们应该对人民尽我们应尽的义务。目前在一部分人中，把病人与医护人员的关系搞颠倒了，就是在这个问题上存在糊涂认识的结果。

（2）护理人员为病人治病履行道德义务和发慈悲、怜悯心而关心病人根本不同：古往今来众多著名医学家，提倡医护人员必须具有大慈大悲的菩萨心肠。唐代医家孙思邈曾说过："凡大医治病，必当安神定志，无欲无求，生发大慈恻隐之心，誓愿普救含灵之苦。"这种医护道德观念，曾在历史上起了进步作用，不少医学家以此为人民的健康做出了贡献。但是，我们是马克思主义的历史唯物论者，我们认为：人民群众是历史的主人。我们护理人员为人民服务，是建立在历史唯物主义的世界观基础上的，是我们应尽的道德义务。我们这种医护道德比孙思邈的医护道德观，就显得更高更完善了。

（3）护理人员为病人服务履行道德义务，是无条件的：而且正因为是无条件的，才叫义务。如果一个医务人员遇到病人，以考虑对自己有无好处决定是否给予治疗，或给予积极治疗或给予消极治疗，是违背道德义务原则的。在我们护理队伍中，有些人把医疗护理作为商品交换的手段，把医疗护理技术当成天平上的砝码，给我的好处多一点，给我送的东西多一点，我就尽责多一点。否则就推出门外，或草率应付，这就是丧失了一个护理人员应有的道德品质。

（4）护理人员为病人服务，要把个人应尽的义务和对社会应尽的义务统一起来：护理人员帮助病人恢复健康，其目的，就是希望病人健康以后，参加到社会主义建设中，为社会主义建设做出贡献，所以护理人员对个人的义务和对社会的义务是统一的。但是，在某些情况下，对病人个人的义务与对社会的义务也会发生矛盾。如果遇到这种情况，护理人员应立足于社会义务，并尽量使病人的个人要求服从社会利益。

（二）护理道德荣誉与良心

1. 荣誉

每个人都有荣誉感，都希望自己有较好的荣誉，这是人们向上的一种表现，也是追求道德理想的一个方面。一个护理人员应该如何对待荣誉？应该有什么样的荣誉呢？毫无疑问，一个护理人员可以而且应该争取自己有良好的荣誉，争取广大人民群众对自己有更好的信赖，争取领导、组织对自己有更多的信任，因为这对救死扶伤的事业是有益处的。荣誉和品德是相连的，但是，在荣誉问题上，也存在道德界限问题。

（1）护理工作不是猎取个人荣誉的手段，不能把获得荣誉当做从事医疗工作的目的。荣誉不是目的，它是处于从属地位的，它只是对我们辛勤劳动的一种奖励。所以，对荣誉不能斤斤计较，更不能因为有了贡献没有得到荣誉而灰心丧气。

（2）护理人员只能把社会、病人的赞扬当作对自己劳动取得成效的反映和标记。不能超过这个限度去认识荣誉，不能以得到了某种荣誉就忘乎所以，有些道德修养差的人，往往经不起荣誉的考验。

（3）护理人员只能把争取良好的荣誉，理解为是对自己护理工作的精神酬偿，是推动护理人员再接再厉的动力。护理人员多做贡献，争得社会对自己的工作有一个较好的评价，这是应该的，但是不能把荣誉当做索取某种物质、权利等等的手段。

（4）护理人员首先关心的是集体的荣誉、同行荣誉、职业荣誉。在个人荣誉与集体荣誉相矛盾时，应该牺牲个人的荣誉，保全集体的荣誉。

（5）护理人员在荣誉问题上要提倡谦让、与人为善、助人为乐的精神。有的护理人员为了夸耀自己、不惜在病人面前诋毁他人，甚至造谣惑众，是极不道德的。

2. 良心

马克思指出："良心是由人的知识和全部生活方式来决定的。"[①]这是第一次用历史唯物主义观点科学地揭示了良心的性质。认为良心是一种道德意识现象，是人们对社会上的是非善恶的认识。它是社会存在的反映，是人类集中人们之间形成的关系的反映，社会生产关系本身的性质是良心形成中起决定作用的东西。良心是道德情感的深化，是个人在同社会或他人关系上对自己行为所负的道德责任的自觉认识。不管有无外在的压力、监督和利益的引诱，自己都认定应该这样做而不应该那样做，这就是良心的特点。一个人当评价自己的行为而感到有悖于自己应尽的义务和责任时，就会觉得自己受到了"良心谴责"，并因此而忏悔、不安并进而自觉地改正自己的行为。但是，良心在阶级社会里首先是阶级意识在个人内心的潜在表现，脱离阶级而存在的抽象良心是没有的。作为护理人员的道德良心应该是什么呢？它是什么特点呢？

（1）作为以护理为职业的护理人员，其道德良心最基本的要求，就是在任何情况下，都是忠实于病人的健康，在任何情况下都不做有损于病人身心健康的事。否则，就是没有护理道德的良心，就要受到良心的谴责。

（2）由于护理人员的护理行为，大多数是在病人失去知觉或不了解的情况下进行的，因而护理人员的行为正确与否，病人一般很少了解，难以对护理人员的行为进行监督。所以，对护理人员的道德良心也就提出了更高的要求，尽管某种护理行为周围无人知道，尽管病人一辈子也无法察知，但我们也丝毫不能做有损于病人健康的事，这是护理人员必需的宝贵品质。

（3）社会主义国家护理人员的职业道德良心，是和共产主义道德品质紧密相连的。因为，我们护理人员必须加强共产主义思想品德的修养，加强马克思列宁主义、毛泽东思想的学习，不断增强职业责任感，净化道德良心。

应该指出，提出道德良心这个范畴，在当前是有现实意义的。它可以引导和启发护理人员，更加自觉地维护病人的利益，并且在一旦做了有损病人利益的事的时候，能够自觉地纠正。目前，在我们的医疗队伍中，有的护理人员在工作中出现差错，给病人造成终身痛苦，甚至死亡，但他们却无动于衷，心安理得，不仅自己不主动检查，甚至当领导追究时，还万般抵赖推诿。应该说，这是很不道德的，是丧失了基本道德良心的表现。由此可见，护理人员的道德良心是病人利益的需要，是医学发展的需要，是整个医疗职业的需要。

---

① 《马克思恩格斯全集》第6卷，人民出版社1961年版，第152页。

（三）护理道德情感与保密

1. 情感

情感是人们内心世界的自然流露，是人们对客观事物和周围人群喜怒哀乐的外在表现。社会主义国家的护理人员应该具备的道德情感：

（1）责任情感：这是在护理人员道德情感中起主导作用的，这种情感的产生，不仅受"一切为了病人健康"的道德约束，而且受制度、纪律甚至法律的约束。在实际生活中，责任情感的表现是不一样的。我国多数护理人员对病人生命安危有高度的责任感，视病人的健康高于一切。为了挽救病人的生命，他们常常不分上下班，不分白天黑夜，不分年节假日，随叫随到，将自己的全部时间、心血、技术都投到病人身上。为了挽救病人的生命，他们宁可自己担风险，也要把病人的生命从死神手中夺回来。这就是社会主义社会护理人员对病人应有的道德责任感。但是，也有少数护理人员对病人缺乏道德责任感，救治病人草率从事，对病情发展主观武断，掉以轻心，甚至弄虚作假而致使出现医疗事故，造成不可挽回的后果。这些表现，不仅要受到道德的谴责，严重的还要受法律的制裁。

（2）同情情感：它是发自扶难救危的一种社会主义人道主义的同情心。有这种同情感的护理人员，他对病人的疾苦有深切的同情心，急病人之所急、痛病人之所痛，难病人之所难，对病人满腔热忱，体贴入微。这正是他们对病人有高尚的同情感的表现。但也有少数护理人员对病人缺乏同情感，对病人的疾苦无动于衷，视而不见，态度冷淡，相互推诿，这种现象是不符合医学道德情感的。

（3）事业情感：这种情感是出自对自己所从事的医疗事业的热爱，是对治疗疾病的探索精神，是对科学真理的追求。任何科学都是一种严谨复杂的脑力与体力劳动，尤其医学科学的研究和探索，失败常常意味着人的生命的丧失。大多数护理人员由于认识到这种极为严肃的事情来不得半点疏忽，因此，对自己从事的事业有高度的事业心，产生了高度的事业情感，这种情感是非常高贵的。而那些少数胸无大志，满足现状，无所用心，混时度日，甘心做专业上的懒汉的人来说，则是极其不符合道德原则的。

（4）同志情感：为了病人的健康，把自己的生死安危置之度外，伟大的国际主义战士白求恩，就是这种情感的典范。有这种情感的护理人员，自然待病人热情主动，态度诚恳，尊重热爱病人如亲人，胜过亲人。与此相反，少数个人主义严重的护理人员，他们以医疗为手段，沽名钓誉，搞交易，拉关系，向"钱"看，因而对病人缺乏应有的道德情感。护理人员良好的护理道德情感不仅会增加功能性疾病病人战胜疾病的信心和力量，而且也会使患有器质性疾病病人减少顾虑，振奋精神，增强机体抗损害的能力。所以高尚的道德情感不仅能医治病人肉体上的疾病，而且能医治病人心灵上的创伤和损害。同时，高尚的道德情感对护理人员本人不断提高护理技术水平也起着巨大的推动作用。列宁强调情感作用时指出："没有'人的感情'，就从来没有也不可能有人对于真理的追求。"[①]高尚的护理道德情感是推动护理人员不断提高护理质量，不断进步的巨

① 《列宁全集》第25卷，人民出版社1988年版，第117页。

大内在力量。

2. 保密

保密是护理人员的传统道德。无论在国外或国内,无论古代或近代,不少著名医学家主张医护人员要有保密的道德品质。由于护理工作的服务对象是人,而这种工作的好坏常常关系到人的生命安危。一种理想的医疗效果,首先取决于医疗护理技术水平和必要的物质条件,取决于护理人员周到细微的服务,同时与病人的精神状态有很大的关系。因此,如何使病人特别是某些危重病人在接受治疗时不丧失信心,就成为护理人员十分关注的问题。保密就是基于这一目的提出的,它是保护性医疗的一种措施。例如,由于没有注意保密而造成某些危重病人自杀,以及增加了治疗中的困难等事例的发生都说明保密在一定情况下仍是非常重要的。

护理人员的保密有两个方面:

(1) 对病人为医疗护理的需要而提供的各种个人秘密,不应随意泄露,更不能任意宣扬。如未婚妊娠妇女的流产,体格检查中发现的奇特体征,病人不愿让别人知道的某些个人隐私等,医护人员都有保密的义务。有的医护人员采集病史,完全脱离疾病诊治需要,有意探知病人的一些隐私,以达到个人的某种目的,这是极不道德的;至于利用病人所提供的情况,有意进行报复,损害病人的声誉,更是不能允许的。当然,对于少数涉及国家和集体利益的隐私,即使病人要求保密,也不在保密之列。对此,应通过组织途径做出反应,以杜绝后患。

(2) 关于病人的病情。例如,肿瘤或其他危重病人的病情对病人精神可能带来创伤者,某些可能影响病人名誉或酿成家庭纠纷者,某些遗传性疾病可能带来不良后果者都应慎重对待,考虑不良影响。其中关于对肿瘤应否告诉病人的问题,国内外有不同看法。根据实际工作中的情况看,有些病人得知后,会引起不良后果,有些病人也不是十分在意。这种情况必须根据病人本身的思想觉悟和科学文化水平来定,一般情况下要诚实地同情地回答病人问题,不能硬性告诉病人不祥消息,任何时候也不能让病人及家属失去希望。还应指出,保密不仅是医生、护士的事,药剂人员、检验人员等,都应有保密的观念。有的医生、护士为此作了种种努力,但被其他人员一句话泄露出去,就会引起不良后果,故所有有关人员都有保密的义务。对病人及其家属说实话和保密的要求要加以区别。在某种情况下,护理人员必须把治疗的种种后果详细向病人家属交代清楚,以取得病人及家属的同意。例如,大手术或某些重大治疗措施实施前,都应该如实地向病人说明情况,不要瞒着病人进行。

在护理道德的基本范畴中,权利和义务主要反映了护患关系的基本原则,确定了护患双方在相互交往中彼此的地位。其中义务构成护理道德的核心;情感和良心是护理人员履行义务过程中对自己提出的情感要求,表现为一种道德情操和道德境界;荣誉是护理人员处理个人、集体和社会之间的道德准则;保密是医疗职业的特殊品质要求,表现为护理人员道德信念和道德品质。这些范畴密切联系,共同反映着护理人员在履行义务过程中应该具备的道德品质和应该遵循的道德原则。

护理伦理案例

某医院内科病房，治疗中护士误将甲床病人的青霉素注射给乙床病人，而将乙床病人的庆大霉素注射给甲床病人。当她发现后，心里十分矛盾和紧张，并对乙床病人进行严密观察而没有发现青霉素过敏反应。该护士原想把此事隐瞒下去，但反复思虑后还是报告给护士长，同时作了自我检查。

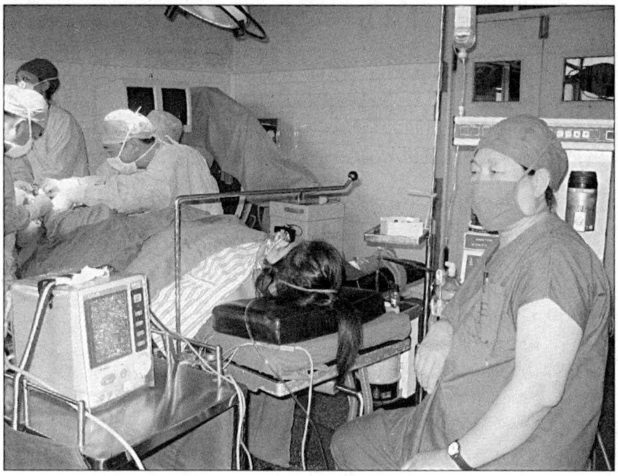

【伦理分析】

1. 治疗中护士未遵守“三查七对”制度，而且发生差错后又未及时报告给护士长或主管医生做好应变准备，因此违背了认真负责的道德规范，不尊重病人的生命价值。

2. 由于良心发现，她告诉了护士长并做了自我检查，这是良好的转变。

3. 告知病人，并补上应注射的药物，这样虽然又可能发生护患纠纷的可能，但只要护士诚心地作自我批评，相信病人是会谅解的。

思考题

1. 简述护理道德原则及其主要特点。
2. 说出护理道德原则的具体内容。
3. 详细叙述护理道德规范的内容。
4. 叙述护理道德范畴的内容。

第五单元 护理工作道德

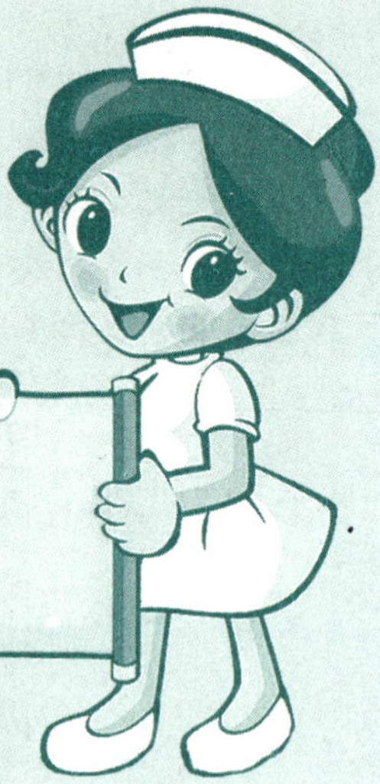

学习目标

1. 掌握护士的职责。
2. 掌握护理工作道德。
3. 掌握护理管理道德。
4. 熟悉护理道德的重要作用和主要特征。
5. 熟悉护理人员的道德要求。

护理工作道德是护理伦理学的重要组成部分，护理人员道德水平的高低，关系到能否正确协调医生、护士与病人三者的关系，关系到护理工作质量及病人的生命和健康。因此，加强护理人员自身的道德素质建设，对于体现护理职业的特殊道德规范和提高护理质量具有重大意义。

护理伦理故事

第30届南丁格尔奖获得者——梁季华

梁季华是广东南海县人，出生于1916年，广州光华医学院附属护士学校毕业后，投入了一生热爱的护理事业。在广州市红十字会医院从事护理工作46年。2001年于广州病逝。1939年10月，她来到广州市红十字会救护站工作，从此开始投入到抗日战争和解放战争期间的战伤人员和平民群众的救护工作中。1943年日本侵略军轰炸广州，医院被炸，医生护士数人伤亡，她没有畏惧，仍是奋不顾身地去救护伤员；新中国成立前夕国民党炸海珠桥，她又勇敢地参与到救治受伤群众的一线。1951年，她响应中国红十字总会的号召，参加了志愿军医疗队奔赴朝鲜前线，负责建立171军战地医院及组织救护伤员的工作。

梁季华由于工作成绩优异，于1950年被评为全国模范护士。1951年，她参加抗美援朝医疗队，在朝鲜前线不顾个人安危奋力抢救伤员，先后五次为伤员献血，立功一次。1952年回国后，在医院工作中多次被评为广州市和市卫生系统、红会医院的模范护士、先进工作者、护理能手、"三八"红旗手等，先后五次被选为广州市人民代表、妇女代表。1985年的"5·12"国际护士节上，她被国际红十字会授予第30届国际南丁格尔奖章，成为广东省第一位国际南丁格尔奖章获得者。

2009年5月9日，护士梁季华的塑像在广州市红十字会医院揭幕，是对有着参加了抗日战争、解放战争、抗美援朝战争的伤员救治的传奇经历的梁季华的永远追思。

第一节　护理工作的地位和作用

新中国成立后，党和国家大力扶持护理工作和护理教育事业。1981年5月邓颖超同志参加了在人民大会堂召开的护士座谈会，并提出要关心护士的生活待遇问题。1982年，卫生部医政司成立了城市护理处，以加强对护理工作的领导。1983年，天津医学院建立了护理系，培养具有学士学位的护师。1984年1月，教育部和卫生部在天津联合召开全国高级护理教育座谈会，讨论决定在高等医学院校增设护理专业及护理专修科，以加速高级护理人才的培养，提出逐步建立多层次、多规格的护理教育体系，并力争开始建立培养护士硕士及博士研究生的专业点，造就护理专业的高级师资和护理学科的专业研究人员。这些措施对护理学科的发展与提高产生了深远的影响。

自1984年开始，北京、上海、广州、沈阳、济南、西安、天津共建立了五年制护理系11个。这些学校的首届毕业生已经分配到各教学医院、大中专院校从事护理专业教学及临床实践。据不完全统计，目前我国招收护理专业本科生的学校已近200所。1986年5月在南京召开的全国首届护理工作会议，是新中国成立以来的第一次护理专业工作会议，受到了党和政府的高度重视。中央领导同志题词："护理工作是崇高的职业，理应受到社会的尊重。"强调护士使无数危重病人得挽救，使千百万个病人恢复健康，重返工作岗位，给千家万户带来欢乐，为祖国建设做出了贡献。1987年，《人民日报》还发表了《不是亲人胜似亲人——论全社会都要尊重和爱护护士》的社论。这表明了国家对护士工作的重视和关怀，党中央、国务院对护理工作的重视、支持和殷切期望。广大护理工作者承担着全国6万多所医院、卫生院的250多万张病床的临床护理任务及繁重的防病保健工作。有力地配合了医疗、预防、康复、教学工作的开展。临床护理水平提高相当快，监护病房的精密仪器设备，高、精、尖的医疗器械已经熟练掌握在护士手中。还有的护士从事如心脏手术护理、脏器移植护理、大面积烧伤和显微外科术后护理、静脉高营养输液和危重病人的抢救、专科护理及中西医结合护理等项工作。护理工作日益向科学化、现代化方向发展。

中华护理学会是中国护理界的群众性学术团体，受中国科学技术协会和卫生部的双重领导。20世纪80年代以来，中华护理学会为发展护理专业，培养合格护理人才，繁荣护理学术活动，开展对外友好往来，争取国内外各界的合作和支持，为振兴中华护理事业做出了积极的贡献。目前，护理学方面的杂志已由 1 种发展到 6 种。《中华护理杂志》从 1981 年开始与国外期刊交流。

展望未来，任重而道远。我国护士人数与全国人口数相比仍显得不足，护理工作的对象除占人口 6% 的住院病人外，还要为 94% 的社会人群提供保健服务。但我们深信在党和政府的关怀下，护理事业前程似锦，全体护理工作者会用自己的辛勤汗水和集体智慧创造出有中国特色的护理学。

第二节　护士的基本职责

《护理伦理学国际法》中明确指出：为人类服务是护士的首要职能。护理工作的任务不再仅仅是帮助病人解除痛苦，还要帮助人们增进和维护健康，对整个社会人群的健康提供有效的护理保健服务。全人类都需要护理工作，护理从本质上说就是尊重人的生命，尊重人的尊严和尊重人的权利。因此，在 1973 年国际护理学会通过的《国际护理学会护士守则》中规定，护士的基本职责是：增进健康，预防疾病，恢复健康，减轻痛苦四个方面。近代护理学创始人弗洛伦斯 · 南丁格尔在她所著的《护理手记》中说：“一个护士必须十分清醒，绝对忠诚，有适当的信仰，有奉献自己的心愿，有敏锐的观察力和同情心，她需要绝对尊重自己的职业，因为上帝是如此的信任她，才会把一个人的生命交付在她的手上。”这充分说明，护士被人们誉为“白衣天使”是和她的神圣职责分不开的。护理工作是一项极其崇高的事业，它直接关系到人的生死与安危，关系到千家万户的悲欢离合，关系到社会风尚和民族素质。所以只有具备德才兼备、良好的职业道德修养和救死扶伤、实行革命人道主义精神的人，才能履行护士的职责，热爱护理专业，忠诚护理事业，忠于病人的利益，并全心全意为人类服务，献身于护理事业。

第三节　护理工作道德

一、护理工作道德的重要作用

在护理工作中，护理道德基本原则和一般规范是通过护理实践才得以体现和贯彻的。具体地讲，护理道德是指调整护理实践中的各种护理道德关系，如护理人员与病人的关系、护理人员与医生的关系、护理人员内部之间的关系以及护理人员与社会的关系的行为准则和规范。其中，护患关系是护理道德的核心内容，要求护理人员在护理服务过程中保护病人的生命，尊重病人的权利，增强护理职业的荣誉感和责任感，认真做好护理及保健工作。所以，护理道德有如下重要作用：

（一）护理道德关系到护理质量的提高

护理任务完成的优劣，体现在护理质量上，而护理质量的高低主要取决于护士的技术水平和道德水平。护理工作范围广泛，工作量大。一个病人从到门诊就医或从入院到出院，所要进行的各种护理技术操作如：发药、注射、换药、冲洗、按摩、灌肠、导尿、引流、插管等；所要进行的病房秩序及环境管理如：病房的温湿度、灯光、通风以及物品存放等；所要进行的生活照料如：病人的饮食、洗浴、更衣以及给病人充分的心理护理等。这些内容庞杂、琐碎，而具体的护理工作都离不开护理人员的辛勤工作。如果没有对护理工作的荣誉感、责任心、对病人的同情心是难以胜任的。护士的职业道德低劣，工作马虎，态度粗暴，骄横无礼，行为不端不仅对病人是恶性刺激，不利于康复，而且容易酿成医疗上的差错事故，导致病人的痛苦、伤残以至死亡。因此，护士在护理工作中，要牢固地树立社会主义人道主义的观念，把护理事业看作对社会、对人民应尽的职责，自觉尊重和爱护病人，严格遵守护理制度，刻苦钻研护理技能，加强护理道德的修养，提高护理质量。

（二）护理道德关系到医疗关系的协调

现代医学的发展，使医疗、护理工作成为一种群体协作活动。护士与医生、医技人员、后勤人员以及行政管理人员都有密切的工作关系。护理道德可使护理人员与其他各类人员建立平等协作，互学互敬，彼此补充，加强团结，增进友谊，工作上相互支持，情感上相互交融，心理上相互和谐的整体配合默契的良好医疗关系。因此说，护理道德是建立良好医疗关系的重要基础。

（三）护理道德关系到医院的管理水平

护士在医院里担负着很重要的管理角色。无论是对环境、器械、设备、药品等都要直接参与使用和管理。良好的护理道德，使大家自觉地维护各项管理制度，积极地参与管理，遵章守制，有利于护理工作的实施和医疗质量的提高。否则，不良的护理道德会造成医院的管理混乱，不仅影响护理工作正常进行，造成护理质量下降，而且是医疗差错发生的主要根源。

（四）护理道德关系到社会的精神文明

毛泽东早在 1941 年为护理工作者题词时就指出：“护士工作有很大的政治重要性。”[①]强调护理工作具有重要的社会作用，关系到社会的精神文明建设。护理人员对病人的心理效应，会影响护患之间的交流、信任和合作，甚至病人的诊治和康复。护理人员养成良好的护德护风可以促进病人在最佳的心理状态下接受治疗和护理，有助于病人早日康复。同时，也使病人受到高尚的社会主义道德风尚的熏陶，感受到社会主义大家庭的温暖，并传递给家庭和其他社会成员共同促进社会的精神文明建设和安定

① 《毛泽东著作大辞典》，中国国际广播出版社 1991 年版，第 96 页。

团结。因此,每一个护理人员都要培养自己的良好护理道德,发挥医院文明窗口的作用,以促进社会主义精神文明建设。

二、护理工作道德的主要特征

护理道德除具有职业性、稳定性、连续性、适用性等一般医学职业道德的共性外,还有着自身的特殊性。其主要特征有如下四个方面:

(一)护理的广泛性与道德的协调性

护理工作具有内容广泛、形式多样,对象复杂的特点。从对象上看,护理工作面临的是各种的病人和各样的疾病及病情;从内容上讲,有基础护理、专科护理、特殊护理等;从方式上分,有责任制护理、自我护理、心理护理以及整体护理等。这些特点都要求护理人员从配合治疗的需要出发,因人因病而异,采取不同的护理技术进行护理工作。同时,还要求护士与病人、医生及其他有关人员密切配合,协调一致。在协调以上诸多关系中,护士的道德水平起着重要作用,因此,护理的广泛性与道德的协调性是护理道德的重要特点。

(二)护理的整体性与道德的自觉性

现代医学表明:生物的、心理的、社会的因素对人的健康和疾病的发生、发展、转归有着相当密切的关系。必须用整体的观念看待和护理病人。这就要求护理人员不但要重视躯体护理而且必须重视心理和社会护理工作,用整体性、系统化的观点指导实践,使三者有机地结合起来。以适应现代医学模式的转变。在强调护理工作整体性的同时,还要求护士有积极性、灵活性和自觉性,否则,难以实现整体性护理。尤其是在一些特殊的情况下:如急诊病人的临时处理,危重病人的抢救,不应消极等待,而要自觉、灵活机敏地采取措施抢救生命垂危的病人和伤员。所以,护理道德的自觉性也是护理道德的一个重要特点。

(三)护理的艺术性与道德的生动性

护士的先驱弗洛伦斯·南丁格尔说:“人是各种各样的,由于社会职业、地位、民族、信仰、生活习惯、文化程度不同,要使千差万别的人都得到治疗或康复所需要的是最佳身心状态,本身就是一门精细的艺术。”因此,护理艺术的核心就是掌握和研究病人心理,了解病人的心理需要,并通过恰当的方式,以端庄的仪表、文明的语言、礼貌的举止作用于病人,使之早日康复。要求护士对护理工作像艺术家那样精雕细刻。以道德的生动性,使病人处于接受治疗和康复所需要的最佳心理状态和生理状态。

(四)护理的科学性与道德的进取性

护理工作具有高度的科学性,不仅有完整的理论体系,还有严格的操作规范,如有

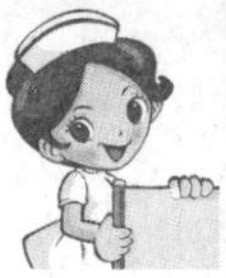

忽视就会造成差错，而护理工作的差错，常常导致医疗事故的发生。因此，护士必须对病人有高度负责的精神。既要学习护理工作理论，又要熟练掌握操作技术。要做到这两点就必须有对事业忠诚、热爱、勤奋钻研、精益求精的进取性道德品质。

三、护理人员的道德要求

（一）忠诚护理事业 热爱本职工作

在护理史上，曾涌现出许多像弗洛伦斯·南丁格尔那样的优秀护理专家，她们在平凡的工作岗位上，做出了不平凡的事业，受到人民的尊重和热爱。她们的无私奉献是建立在对护理事业的忠诚，对本职工作热爱的基础上。护理人员对护理职业的忠诚和热爱是通过对护理工作的理解，对病人的爱护，尽职尽责地为人民健康服务的高尚道德品质来实现的。护理人员要像当年弗洛伦斯·南丁格尔那样，抵制社会的世俗偏见，端正对护理工作的认识，牢固地树立护士光荣的观念，以献身护理事业作为自己的崇高理想。像“白衣天使”、“生命的守护神”、“临床的哨兵”那样，在实践中，用行动去实践护理人员的高尚护理道德。

（二）高度的责任感 关心体贴患者

护理工作关系到病人的生命安危和身体健康，所以，护理人员要有高度的责任心和同情心，努力做好护理工作，使病人恢复健康或减轻痛苦。一切从病人的利益出发，要达到这一目的应做到以下三个方面：

（1）护理人员必须认真、谨慎地对待工作：在工作中要认真负责，仔细周密，避免差错。护理操作中，任何一点失误，如发错药、打错针、输错液等都会铸成大错，甚至危及病人生命。由于责任心不强，引起医疗事故的例子，举不胜举。因此，严格执行各种规章制度和操作规程，三查七对，准确无误地完成医嘱，养成严谨的科学作风是做好护理工作的前提，责任心和同情心是护理人员的最基本道德要求。

（2）严密细致地观察病情变化：著名外科学家黄家驷曾经说过：“护士和病人接触比医生多得多，病情变化觉察得比医生早。”护士是临床工作第一线的哨兵，要善于发现问题，及时解决问题。

（3）要重视“慎独”修养：慎独是指在无人监督情况下，自我约束。护理操作常常独立工作，而且，是在病人无法详知和别人难以觉察的情况下，全凭内心的道德信念和责任心去工作，去关心体贴病人。由于病情不同，病人各异，病人在治疗、生活等方面的需要也复杂多样。在许多方面需要护理人员的关心体贴和帮助。为了病人的利益，凡能使病人减轻病痛，生活舒适的事情，护理人员都要不计较个人得失，不辞辛苦，不厌其烦，不怕脏累，满腔热情地去做好护理工作。

（三）尊重病人权利 自尊自爱自强

现代护理伦理学十分强调对病人人格、权利的尊重，以达到道德的最高层次。首先，尊重病人取得合作，尊重和维护病人的人格和医疗护理权利，自觉地成为病人利益的保护者。其次，尊重病人还表现在语言上，在与病人的接触中要特别重视安慰性、礼貌性语言，一个具有高尚道德的护士应十分重视自身的语言修养。最后，尊重病人的本身就是尊重自己，护理人员要树立自尊、自爱、自强的观念。自尊，尊重自己的职业。自爱，爱惜护理事业中多年来塑造的美德。自强，进取向上，勤奋钻研，孜孜不倦。

第四节　护理管理道德

一、护理管理与护理道德

（一）护理管理的含义及特点

1. 护理管理的含义

护理管理是为了提高人们健康水平，系统地应用护士潜能和有关其他人员或设备、环境和社会活动的过程。护理管理是护理工作的重要组成部分，它是在医院总的管理下，使护理工作得到最优化的管理。护理管理有无成效，必然要受职业道德的影响和制约。护理管理分为技术管理和组织管理两个方面，以技术管理为重点。

2. 护理管理的特点

（1）系统性：护理管理是把医院的护士、医疗技术、医疗设备和医疗信息等作为一个大的系统来直接运行。并对其进行优化组合，体现出系统大于部分之和的优越性。将四方面有效地组织起来，进行协调控制，以取得最大的工作效率。护理管理要求把护士和患者的心理活动规律和心理状态当成一个系统对待，从系统论的角度处理好护患关系、护际关系，充分调动护理人员的主观能动性，使其在管理系统的运行中处于最佳状态。

（2）科学性：护理管理是在相关理论指导下的组织活动，具有较强的科学性。各岗位的护理管理工作者作为基层管理人员不仅必须具备医学、护理学、管理学等学科知识，还要熟悉医学工程技术知识和人文学科知识。掌握国内外护理管理的发展动态，熟悉现代管理学科中计划、组织、协调、控制、指挥和决策等理论，并善于运用到护理管理实践中去，以提高护理工作效率和水平。

（3）可比性：护理管理中的质量目标管理是核心环节。因为，质量目标管理是按照护理质量形成的规律，应用多种科学方法，来保证和提高护理质量的管理。质量目标管理制定质量标准并按此标准实施和验收。病人从入院到出院每个护理环节都离不开质量标准的要求，如护理技术操作质量标准、病房管理标准，以及危重病人的护理的质量标准等。所以，护理管理目标是有客观标准，是可定性定量检验的，具有客观可比性。

(4) 实践性:护理管理是以管理学的理论为指导,将管理原则和原理用于护理实践,从而达到最佳的社会效益和经济效益。护理管理就是为了解决护理实践中存在的问题,提高护理工作水平和护理质量而存在的。

(5) 预见性:护理管理要运用科学的方法纵观全局,全面系统地进行预见性管理。在日常工作时,要培养护士严格执行规章制度的习惯,工作井然有序,忙而不乱,防止差错事故的发生。对可能导致事故的不安全因素有预见性,将其控制在萌芽状态,防患于未然。对突发事件,要有救护预案。

(二) 护理道德在护理管理中的作用

1. 有利于提高医院的管理

护理管理贯穿于整个医院的管理中。无论是临床科室还是医技科室,不管是门诊、病房、手术室、急诊室的物资、器械、设备和药品等以及病房、环境的管理,都有护理人员参与。因此,具有高尚职业道德的护理人员,同时又能做好护理管理工作,对提高医院的管理水平至关重要。

2. 有利于护理质量的提高

护理质量的提高不仅仅在于护理技术的高低,更重要的是与护士的职业道德素质有关。有高尚护理道德的护理人员,必然会在任何情况,任何时候都会以爱岗敬业,高度负责的精神,尽心尽力地为患者做好各项护理工作,确保护理质量。

3. 有利于护际关系的融洽

在医疗服务中,护士和病人及其家属直接接触得最多。无论是诊断、治疗和护理措施的实施都离不开护士的参与。同时,护士又是医生与患者、医技人员和患者的关系桥梁。因此,具有高尚职业道德的护理人员对于建立和谐、融洽的人际关系有重要的促进作用。

4. 有利于护理人才培养

随着医学模式的转变和以人为中心的护理模式的形成,病人、医技人员等对护理人员提出了更高的要求。现在的护理工作绝不仅仅是打针、发药、做一些生活护理,还要掌握各种先进的、特殊的仪器操作及护理技术,还要进行基础护理、整体护理、责任制护理和心理护理。这些高素质的、掌握高技术技能的护理人员的培养和护理队伍建设和发展,只有在高尚的职业道德的指导下,才能得以实现。

二、护理管理道德

1. 护理质量管理道德

护理质量管理的道德要求,首先,是树立质量至上的观点。护理质量是护理工作的生命线,是确保患者健康利益的关键。医院的护理管理者在各项护理事务的管理中,必须把护理质量管理放在核心地位。当护理质量和其他护理事务性工作发生矛盾时,护理服务质量地位至上。其次,要坚持护理质量标准。护理质量管理要严格控制,使每个程序、每个环节都列入标准化管理的系列,达到预期的护理质量要求,使护理质量得到保证。最后,严格执行护理管理制度。护理管理制度是长期护理工作实践的总结,是护理规律的客观反映,也是护理人员开展护理工作的标准,更是病人接受安全、有效的护理服务的重要前提。因此,必须树立护理制度的权威性和严肃性,护理管理者要积极地发挥检查、监督的作用提高制度的执行力。同时,还要教育护理人员提高执行制度的自觉性和主动性。

2. 护理安全管理道德

安全管理是护理人员严格遵守护理制度和操作规程,避免护理事故,减少护理差错发生的护理过程。

(1) 严格执行医疗护理制度:这是保证医疗护理安全,提高医疗护理质量的最重要的措施。

(2) 严防院内感染:患者在住院期间或出院后出现有症状的感染,这种情况的发生不仅给患者带来身体上、精神上和经济上的影响,也对医院的声誉和社会利益带来损害。

(3) 防止医疗护理差错的发生:医疗护理差错和事故会给患者造成严重的后果,产生医疗纠纷,给医院和社会带来负面影响。同时,也会挫伤医护人员的积极性。因此,必须坚决杜绝医疗事故和差错的发生,把护理安全管理当做首要问题。加强护德培养,钻研护理技术,严格执行制度,维护患者利益,把一切可能的医疗护理差错和事故消灭在萌芽中。

3. 护士管理的道德

护理人员是医疗队伍中数量大、工作繁忙、和患者接触最多的角色。充分调动护理人员的积极性,做好医疗护理工作,是提高工作效率,保证医疗护理质量的重要环节。

(1) 要任人唯贤:在对护理人员的聘任、培养、提拔和使用上都要一视同仁,任人唯贤。让大家在同一起跑线上,比思想、比作风、比能力、比知识,形成良好的护德护风。

(2) 要尊重人才:要充分调动护理人员的工作积极性,在人才培养、奖罚晋级等方面给予政策倾斜,使她们感到在护理岗位上的重要性、自豪感和使命感,从而,更加努力地、创造性地做好护理工作。最后,要关心人才。护理人员大部分是女性,而且,护理工作任务繁重,昼夜不分,劳动强度大,工资不高,待遇不高。护理管理者一定要关心她们,在她们有困难的时候,为她们排忧解难,妥善安排好她们的工作、学习和生活。使护理人员能全身心地投入到医疗护理服务中去。

4. 医院经济管理的道德

提高医疗护理质量,以病人为中心是医院管理的宗旨,以高信誉、高社会效益为目标的经济管理,必须遵循以下要求。

(1) 要坚持患者的利益至上:救死扶伤是医疗工作的职责,这就决定了对于危重病人绝不能因费用问题延误抢救时机或见死不救。凡是为了增加收入滥用检查和治疗项目,变相乱收费都是不道德的、不允许的。要根据患者的病情需要,合理、有效、经济地安排各项检查和治疗,以最佳的疗效、最大的安全和最经济的方法为患者诊治。

（2）要注意经济收益适度：医院是国家福利的载体，医疗卫生事业是政府实现一定福利政策的社会公益事业，但是，医院不是福利机构，适度的经济收益是医院生存发展的必要条件，医院护理管理在降低成本，改进技术，改善服务态度，不断地提高医疗护理质量的同时，兼顾经济效益，适度的经济收益，也会得到社会的认可。医院信誉高，社会效益好，赢得患者的欢迎，自然会获得更大的经济效益。

5. 护理纠纷的处理道德

护理纠纷是护患双方对医疗护理后果及其原因在认识上的分歧，当事人提出追究责任和赔偿损失，必须经过行政的调解或法律的裁决才能解决的纠纷。它直接关系到护患双方的权益问题、人格问题及道德和法律责任问题。因此，处理护理纠纷时，要遵循国家的有关法律法规和护理管理的道德规范。

（1）明确责任，秉公处理：在护理纠纷中，除少数无理取闹者外，多数是由于医护差错、疾病并发症、服务态度和责任心等问题引起的。对待护理纠纷应进行及时、认真的调查研究，搞清纠纷的性质和原因，分清是直接责任还是间接责任以及损害的程度和影响。要以事实为依据，以法律为准绳，以科学的态度，站在公正的立场秉公处理。

（2）克制讲理，宽容谅解：对于差错、并发症或护理技术事故等原因造成的纠纷，医院、科室主任和医护人员要向患者、家属及患者所在单位负责人讲清事件的性质、原因和补救办法，使他们了解事实真相，表达对患者的痛苦和不幸的理解，尽力弥补，做好善后工作。

（3）汲取教训，加强教育：在发生护理纠纷后，首先要全力以赴救治患者，争取把事故的危害降低到最少的程度，解除对患者的健康和生命威胁，使患者转危为安。同时，还要从中汲取经验教训，分析事故的原因，从思想上、道德修养上、技术水平上和组织管理上找到问题所在，加强教育，杜绝事故的再次发生。

护理伦理案例

护士长带着一位临床见习学生给病人取静脉血化验，虽然护士长事先给学生讲了静脉穿刺的要领，但是操作时学生仍有些紧张。实习生第一针未能穿刺进血管，第二针又将血管刺破，因此双手有些哆嗦。但实习生心想：“不取出血来绝不罢休！”于是镇定一下又要穿刺第三针。此时，护士长将针要了回来，并说：“你考虑过病人的痛苦没有？”护士长一针取出血来，并对病人说：“对不起，让您受苦了！”病人却不以为然地说：“没有关系，培养学生也是应该尽的义务。”实习生羞愧地对病人说：“我是实习生，由于技术不熟练给您带来了痛苦，请您原谅！”病人却严肃地说：“有点痛苦算不了什么，不过要记住：你们服务的对象是人，不是标本！”实习生点了点头。然后，病人又说：“好了，不要紧张！我仍然支持你们的实习，技术会慢慢熟练的，我相信你将来会成为一名优秀护士。”实习生连声说：“谢谢！谢谢！”

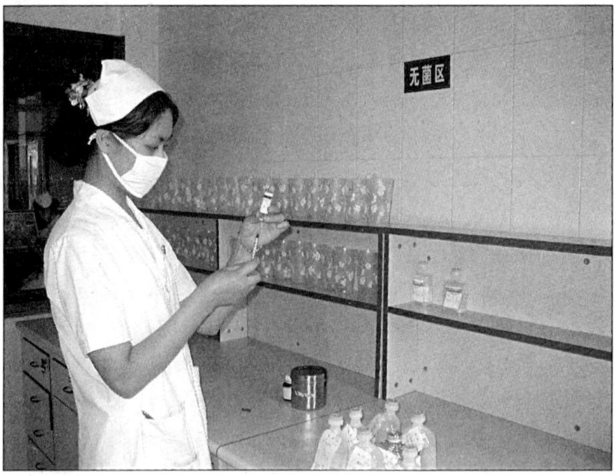

【伦理分析】

1. 实习生给病人静脉取血两次未成功，但由于虚荣心不顾及病人的痛苦，而把病人当成“活标本”，欲再次取血。虽然护士长提醒也未觉醒。以上都说明实习生缺乏同情心。后来，实习生内心改变，对自己的行为感到内疚而主动地去向病人道歉，这是认识上的转变，也是值得欢迎的。

2. 护士长体谅病人的痛苦，严格要求学生，这是责任心的体现。

3. 病人密切配合学生实习，履行了培养医生的社会义务，并且不计较个人的痛苦而以诚挚的态度教育、鼓励和信任学生，都是高尚道德的表现。

思考题

1. 简述社会主义护理道德有哪些基本特征？
2. 说出护士的职责是什么？
3. 举出护理管理道德的作用。
4. 说出护理人员的道德要求是什么？
5. 谈谈如何树立服务意识，献身于护理事业。

第六单元
护理人际关系道德

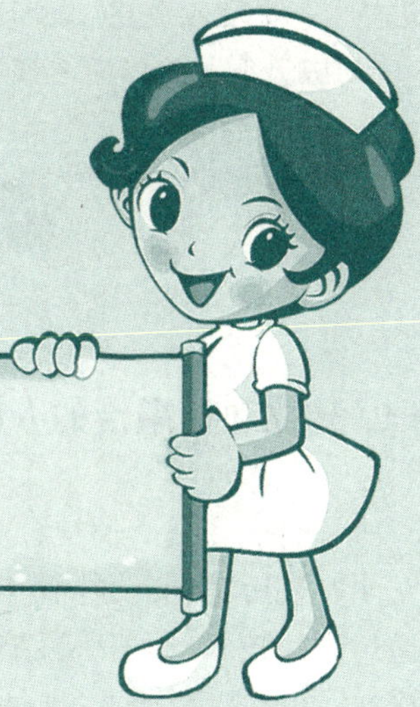

学习目标

1. 掌握护理人际关系的科学含义。
2. 掌握护理人际关系的基本模式。
3. 熟悉正确解决护患关系中的矛盾的方法。
4. 了解护际关系道德要求，正确处理护际关系。

护理伦理学必须研究医学领域中护患之间、护际之间、护理人员和社会之间的相互关系即护理人际关系。社会主义护理道德的基本原则是调整护理人际关系的根本指导原则，并贯穿于护理道德发展过程的始终，制约着护理道德的行为规范，是护理道德行为规范的依据。

护理伦理故事

第31届南丁格尔奖获得者——史美黎

史美黎，1936年出生于浙江余姚，现任上海市红十字医院护士长。1953年毕业于上海南洋护校，分配到上海市第一人民医院，从此，她数十年如一日地在护理岗位上奔忙。

一次，史美黎值两头夜班，因为放心不下一位肝硬化并发胃底、食管静脉曲张破裂出血的病人，在值班室没有睡觉。当时是位青年护士值班，当发现插有三腔管的病人突然烦躁不安，冷汗淋漓，大量呕血，青年护士手足无措。史美黎闻讯，快步赶到病人床前，并根据多年经验做出判断——三腔管滑脱。她利索地先将三腔管胃囊部分的气体排尽，再次将三腔管插到规定的位置，病人得救了。病人和家属们纷纷说："要是每一个护士都有史美黎老师这样的过硬本领，我们还用得着担惊受怕吗？"

史美黎从来是"笔不离身"，她把忽然想到的，自认重要的，或疑惑不解的问题全部记下来。“聚沙成塔，集腋成裘”，多年的积累使她成为了公认的护理专家。

1987年史美黎同志获得了第31届南丁格尔奖章。

第一节 护患关系道德

一、建立和谐融洽的人际关系

社会交往是人们社会生活中相互发生联系和接触的媒介，没有交往也就没有人的文明礼貌可言，文明礼貌在交往时也才有真正的价值。人际间的交往可以打破地域，通过现代技术、通信手段缩短人们的距离，通过言谈、暗示、会意等方式进行面对面的接触，通过文字、录音、电话等手段进行间接交往。在现代社会里，如果谁把自己与他人隔绝起来，那就无疑是与文明绝缘。因此，要求护理人员要带着开放的心灵走向社会，与病人、护理人员之间以及社会各阶层进行密切的交往，使你了解社会，也使社会成员了解你，以此来建立和谐融洽的人际关系。要建立和谐融洽的人际关系至少要做到如下几点：

1. 要心理相容

心理上的相容就是对他人或人群的行为多一点肯定的反应，宽容地接受他人的行为和观点。人际关系紧张的人往往是心理不相容造成的。例如有的医生、护士缺乏涵养，固执于观点、意见的分歧，不恰当地自信正确，个性上爱争吵，有自以为是、好为人师等弱点，常常造成人际交往上的不和谐和多边关系的紧张。有的人走到哪里都能与他人很快熟悉，都能与很多人，不论男女老少友好相处，其特点就是情绪积极，有较大的心理相容性，即使与不同信仰、不同观点的人往来，也都会和别人愉快交往。这既不是趋炎附势，也不是阿谀奉承，而是以豁达气量容忍别人，同时也理解别人。

2. 要礼貌待人

人类的文明是所有人创造积累的总和，社会文明是全社会努力的结晶，个人的文明与社会文明是紧密联系在一起的，推动社会文明的发展首先要提高每个人的文明素养。例如有的青年医护人员在相互聊天时，顺口而出我们今天开了几只阑尾，他们把病人当做牲畜用“只”来代表，这样口吐秽语是语言不文明的表现。当代中国青年的个人文明要求，是要有一定的文化教养，表现在语言、行为、仪表、交往、环境等方面文明，方能使整个社会充满文明气氛。礼貌是通往友好的桥梁，礼貌是人际关系的润滑剂。护理人员的笑脸是病人的良药，一个护理人员假如对待病人态度真诚和蔼，热情亲切，关心病人的痛苦，就会起到减轻病人忧虑、痛苦的作用。你有礼貌地对待病人，就会得到病人的尊重和信任。在当今社会里，人们不仅把文明礼貌作为衡量个人道德品质和文化修养的尺度看待，而且当做一个国家和一个民族文化程度的重要标志。因此，我们应该养成讲文明礼貌的好习惯。

3. 要实事求是

在与他人交往中要实事求是，坦诚相见，敢于交流自己的思想和观点。对同事，对病人及其亲属不搞吞吞吐吐、躲躲闪闪、言不由衷那一套，假情假意，口是心非，只能给人留下不良的印象，对于自己在工作中的缺点错误要敢于承认，并付诸行动改正。对同事的缺点错误，不搞背后议论及恶意中伤，在适当场合应诚恳地提出批评。在学术上要实事求是，不搞虚假和夸大，并敢于思考，善于思考，全面地辩证地看问题，敢于提出自己独特的见解。只有这样才能表现出自己的才华，给人以思想的感染和有益的启示，成为受人欢迎的人。只有实事求是，坦诚相见才能沟通思想，感情上融洽，心灵上结合，人际关系和谐。

4. 要团结友爱

相互平等、团结友爱和理解是社会主义制度下没有剥削和压迫的新型人际关系，也只有到了我们这个时代，我们才能造就新的更高水平上的交往文明。把平等互利作为新型人际关系的重要原则。护患之间、护际之间要讲平等，决不能损害病人的人格，更不能以强凌弱，以大压小，社会交往更应倡导平等的关系，任何人在人格上都应互相尊重。“团结就是力量，团结就是胜利”这是人们实践经验的结晶。在护理工作中更应讲团结，一台外科手术，不仅需要外科医生灵巧的手，更需要麻醉师、护士。那些自以为了不起，孤芳自赏，自命清高的人，走到哪里他人都不欢迎，因此，我们在处理人际关系时要坚持光明磊落，宽以待人，增强团结，使你生活中的一切人群都是愉快的集体。

友爱是人的高尚情操。青年人要热爱生活，首先要热爱人。热爱人就是对朋友对亲人对病人对同事充满真挚的友好感情，把别人的痛苦、困难当做自己的痛苦，助人为乐，互相帮助。我们常说医护人员“要痛病人之痛，急病人所急”，这就是友爱的表现。如果对病人冷冰冰，不能处理好护患、护际关系，甚至看见穿着破烂，说话口吃的病人就讨厌，稍不如意就在病人面前发脾气，把病人当做出气筒，这种阴暗的心理往往把人生引向黑暗。我们要设身处地想一想，如果病人得不到医护人员的友爱，他怎能去战胜病魔呢？

二、护患关系演变及基本模式

（一）护患关系

护患关系是在护理实践中形成的，由社会经济关系和卫生经济关系决定的，依靠自觉力量维持的一种特殊的社会关系。护患关系就其范围而言，主要包括护—患关系和护—护道德关系。在这里，“护”，是指护理人员；“患”是指疾病的被防治者，包括患病的病人和防患的健康人。前者是护患关系的主体，后者是护患关系的客体。护患关系是护理道德关系的主要协调对象；护理道德关系是协调护患关系的重要保证，两者起着相辅相成、相互促进的作用。

（二）护患关系的演变

在护患关系发展的漫长岁月里，护患关系从古代的个体、直接、稳定、全面交往，发展成为现代的多元化交往、间接化交往、生物学化交往和多变性交往过程。在古代医护人员和病人之间属于民间个体交往，地位平等，双方自愿，不存在剥削关系。当时的医学基本上是一种经验医学，医护人员获取病情，作出诊治方法都是通过医护人员和病人的直接交往来完成，无不以医护人员直接接触病人为前提。由于当时医学分科不细，因而医护人员对任何一个病人的疾病都是全面考虑、全面治疗。病人依赖医护人员，以生命相托，医护人员也认为应该对病人的健康负有完全责任，这样就形成了护患关系的稳定性。祖国医学把人的生理与心理和社会及环境看成一个整体，所以，医护人员不仅重视疾病，同时，还关心病人的心理、家庭各方面情况，这就必然形成了医护人员和病人的全面交往，从而使护患双方关系密切。

随着医学事业的发展，医学分科变细，使护患交际发生多元化交往的改变。如内科、外科、妇科、儿科，一个医护人员只对某一种疾病，或某一部分的疾患负责，而不是对整个病人负责。一个医护人员要诊治几十个病人。而一个病人在医院里接触的医护人员也不止一个。病人的健康依赖于众多的医生、护士、检验员、药剂员等，以往的单一的稳定关系，已经被多元化关系所代替。科技的进步也使护患交往的直接方式变为间接化。在现代社会里，护患关系还有交往的多变性特点，交通、通信工具的发达改变了以前就医的地域局限性。病人就医感到不满意时，可以去任何自己认为好的医院，无论是本地还是外省市甚至国外。护患之间的关系变得愈发复杂多变。随着社会的进步、科技的高速发展，人们的文化素养的提高会对良好的护患关系的建立和发展起到积极的推动作用。

（三）护患关系的基本模式

护患关系是护理道德内容的基础。它不仅决定和制约着护理道德原则，护理道德规范的价值取向，而且决定和制约着护理道德原则，护理道德规范的社会内容和要求。因此，研究和确定护患关系的模式，就成为护理道德建设中十分重要的问题。

护—患道德关系模式，在医护道德发展上有许多类型，但归纳起来，主要有以下四种类型：

1. 主仆隶属型

在这种模式中，把护患关系对立起来，并推向极端，称为统治与被统治的关系。“患”者成为盛气凌人的主人；而“护”者则成为俯首听命的奴仆。这是私有制社会里所形成的一种不正常的护患关系，是统治阶级意志在医护道德中的具体反映和表现。

2. 赐舍恩惠型

这种模式与上述模式在本质上一样，只是在医患关系地位上颠倒而已。把“护”者作为“救世主”，居高临下，怜悯赐舍；而把“患”者作为乞求恩惠，感恩求助的“朝圣者”。把护患关系变成为“上帝”与庶民的关系。这也同样是在私有制社会里形成的，

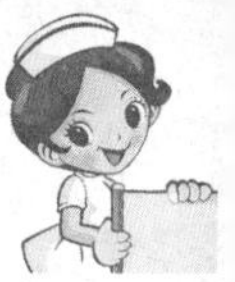

是剥削阶级意识在护理道德中的具体反映和表现。

3. 金钱交易型

这种模式是在资本主义社会形成的。资本主义社会是金钱社会，人的一切行为受金钱支配。因此，“护”者的防治疾病技术，成为牟取私利的工具，金钱成为调整医学行为的唯一杠杆；而“患”者则付钱买命，金钱成为防病治病的唯一通行证。护患道德关系，变成了赤裸裸的金钱关系。医学只能为有钱人服务，而广大贫困人民无法享受基本医疗。所以这种模式也是剥削阶级意识在护理道德中的具体反映，它不可能建立起真正的护患道德关系。

4. 友好合作型

这种护患道德关系模式，是历代社会中那些进步护理人员在护理实践中形成的。他们坚持护理道德价值的取向是“一心赴救”，为国家“谋利益”，“谋幸福”，“济群生”，视生命“重千金”，十分注重护患之间的友好合作。在这种模式中，“护”尽职尽责，热心服务，尊重病人，一视同仁；“患”者则诚心诚意，主动配合，尊重护士，体谅护士，两者充满着友情，建立起一种协调和谐的人际道德关系。

以上四种护患关系模式中，前三种模式都有严重的护理道德缺陷，只有后一种模式，克服了前三种模式存在的缺陷，成为一种理想优化的模式，值得我们今天护理人员学习效仿。

（四）医—护道德关系模式

医生之间、医护之间、护士之间、医管之间、医技之间、医教之间等，统称医—护道德关系。历史上医—护道德关系模式也很多，归纳起来有以下四种类型：

1. 排斥对立型

在这种模式中，矛盾重重，是非不断，把同行视为冤家，争名夺利，相互封锁，甚至排斥打击。这是一种严重缺乏医护道德修养的医—护道德关系模式。在这种模式下，医护之间成了不共戴天的敌对关系。这种关系，不仅影响到医护技术的发展和提高，也直接危害病人的利益，威胁着病人的健康甚至生命。

2. 父子主从型

在这种模式中，医护尊卑有别，师徒如父子、师统徒，控制一切；徒从师，唯命是从。师徒之间犹如封建社会的父子关系，人格上不平等，学术上不自由，这种医护关系，属于封建家长制关系。这种师徒关系，不仅影响到徒弟的学术发展，也影响到师傅的学术提高，对病人不利，对医学发展也不利。

3. 谋生协作型

在这种模式中，医护之间为了谋生求利，不得不违心协作，委曲求全，相互利用，貌合神离，甚至钩心斗角，斤斤计较。这种医护道德关系，实质上是封建社会自私狭隘的行帮关系的反映和表现。医护人员为了多赚钱，不顾病人利益，甚至损害病人利益。这种模式，不仅影响到病人的防病治病，也影响了医护人员学术提高和医学的发展。

4. 志同协调型

在这种模式中，医护志同道合，有着共同的医护道德理想、医护道德原则、医护道德规范和医护道德情感以及医护道德价值的取向，为了“患”者的健康，彼此能同心协力，真诚合作，互相尊重，互相学习。在医护技术上发生分歧时，能开诚布公，自由讨论，取长补短，扬长避短，共同提高。这种道德关系，是一种真正的团结互助的同志式关系，它不仅有利于病人的防病治病，而且有利于医护人员的医术提高和医学科学的发展。今天，我们仍然倡导这种医护道德关系。

以上四种医—护道德关系模式中，前三种模式有着严重的医护道德缺陷，只有后一种模式是比较理想的，是值得提倡学习和效仿的。

第二节　社会主义护患关系的道德要求

社会主义护—患道德关系是建立在社会主义经济关系和卫生经济关系基础上的，以辩证唯物主义和历史唯物主义为思想基础上的，以社会主义伦理原则为指导的友好合作型的护—患道德关系。这种新型的护—患道德关系，既是对历史上优秀护患道德关系模式的继承，又是在社会主义时代的新发展，是继承和创新的统一。从社会主义护理伦理学的角度，建立新型的社会主义护患道德关系，对护理人员来说应做到以下几个方面道德要求：

1. 文明服务是最重要的道德要求

古人称医生为“功同良相”、“无恒德者，不可以作医”。护理人员必须具备特殊的道德品质，才能使自己在业务活动中，在心理上和行为上遵循护患关系准则，更好地为病人健康服务。例如，诊疗操作应尽量到操作室进行，否则要用屏风遮挡；在单独房间为异性病人处置，要另有人在场，在暗室检查治疗病人时，要态度严肃，动作迅速，准确果断，一切动作要悉心注意，以免引起误会。

2. 为病人服务是最基本的道德要求

一个人只要选择了医疗这门职业，只要他走进医疗卫生队伍，他就在道德上和事实上承担了为病人服务的义务，必须用所掌握的全部医学知识和治疗手段，尽最大努力为病人服务。具体表现在：

（1）病人健康第一：在医院抢救病人的需要，就是至高无上的命令。任何非医疗的理由都不能限制或中断对病人的治疗。

（2）解除病人痛苦：护理人员应尽最大的努力和可能，消除病人精神上和躯体上的痛苦，尤其要注意消除病人精神上的痛苦和负担，争取最佳治疗效果。

（3）勇于承担风险：对某些生命垂危，但治疗又存在一定风险的病人，护理人员应敢于承担风险，对病人生命高度负责。

（4）减轻经济负担：在保证病人恢复健康的前提下，还应尽可能顾及病人及家庭、社会等各方面的利益，尽可能减轻其经济上的负担。

3. 为病人保密是特有的道德要求

这是对护理人员的传统的道德要求，从祖国医德宝库中的《大医精诚》到2 000多年前的希波克拉底誓词，以及《日内瓦宣言》无一不对此有着严格的道德要求及规定，可见这是护理人员在护患关系的环境中，必须遵守的道德要求。

第三节 社会主义护际关系的重要意义和道德要求

一、社会主义护际关系的重要意义

护际关系是指全体医护人员彼此协调、互助、补充的关系。护际关系是医疗活动中最频繁、最紧密的人际关系，他们既有分工，又有合作，整个护理活动是一项集体性活动，需要各方面的协调。这种关系能否协调好，直接间接地关系到病人的安危、疗效的好坏、手术的成败。医院是一个整体，病人的治疗、抢救和手术的进行，都不仅是医生的工作，而且还是护士的工作，各种技术检验以及药房、行政、后勤等方面的工作。它们都围绕着救死扶伤、防病治病这一中心任务在进行工作，按照分工发挥着自己特定的作用，相互之间是分工合作关系。因此，医护人员之间必须相互尊重，相互支持，加强团结，密切合作。忽视和轻视其中任何一项工作，都是错误的，不道德的。任何一个部分或环节的疏忽或偏差，都会在不同程度上影响整个工作的进行，或者带来种种不良的后果。检验不准确会影响医生的诊断，护理不当会影响治疗的进行，手术器械消毒不严会影响手术的质量，药物误差会造成各种事故，饮食营养和环境卫生不良会影响病人的调养。医护人员之间一定要齐心协力，做好各方面工作，才能保证医疗的顺利进行，才能促进医学科学发展。由此可见社会主义医际关系的重要性。

二、社会主义护际关系的道德要求

古代许多有名望的医家十分尊重同道，他们把同道视为良师益友，他们博学而谦逊的高尚品德，为我们后人作出了表率。何况在我们社会主义国家里，护际关系是建立在社会主义经济关系和卫生经济关系基础上，是以辩证唯物主义和历史唯物主义为思想基础，以社会主义伦理原则为指导的协作型的医际关系。要建立协作型的社会主义护际关系，要求医护人员相互之间必须遵循如下道德要求。

1. 统一医护道德价值取向

社会主义医护道德价值取向应以防病治病，实行社会主义医学人道主义，全心全意为人民健康服务为基础。它体现了劳动人民的整体利益，体现了集体主义精神，体现了共产主义道德要求。医护道德的最高价值是全心全意为人民健康服务。因此，医护人员必须具有奉献的精神。把为社会、为病人、为他人、为同行的奉献，作为自己道德价值的取向。这样，就能正确处理好个人与病人、个人与社会、个人与同行的道德关系。

2. 认识同行价值地位

要实现医护道德价值目标，同行的参与协作，是不可取代的主要条件。特别是现代化的医学科学发展，各种先进医疗器械和技术的广泛应用，使护理人员超出了个体劳动、单个科室工作的范围。如使用 B 超、CT 和核磁共振等诊治疾病时，需要若干个不同专业科室和许多医护人员共同协作才能完成。可见，同行的价值地位绝对是不可低估的。谁放弃了同行的真诚协作，就无异于放弃了对医护道德价值目标的追求。

3. 遵守同行护理道德规范

同行之间的人际道德关系，也需要一定的道德规范来调节，“无规矩不能成为方圆，无六律不能正五音”，这是人们生活的常识。医护人员之间，如无医规，就难以衡量和评价医护人员的品行优劣，难于协调医际道德关系。因此，医护人员必须认真地遵守同行间的医护道德规范。

护理伦理案例

一病人患脑炎，住院后病情恶化，呼吸困难，依靠呼吸机维持生存。医生向家属交代了治愈无望，即使经治疗能够存活也将成为痴呆或智力低下者。家属反复考虑决定放弃治疗，撤掉呼吸机，停止支持疗法，并签了字。停止治疗后，病人虽抽气样呼吸，一下子死不了，病人家属看着心里十分难受，要求护士注射针剂让病人快点死去。医护人员认为这样做是变相杀人，有悖医护道德，不敢下手，眼巴巴地看着病人在痛苦中死去。

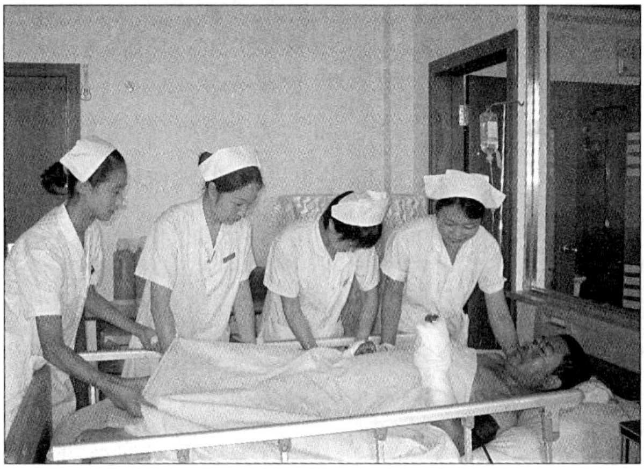

【伦理分析】

该事例中，医护人员尊重家属的选择权，实施的是被动安乐死，而家属最后要求的是实施主动安乐死。两者本质并无区别，只是主动安乐死尚未立法，而且医护人员认为有悖医护道德，故未予实施。

思考题

1. 简述护理关系模式。
2. 怎样建立和谐融洽的人际关系？
3. 护理工作中如何避免护患关系紧张？

第七单元
临床护理道德

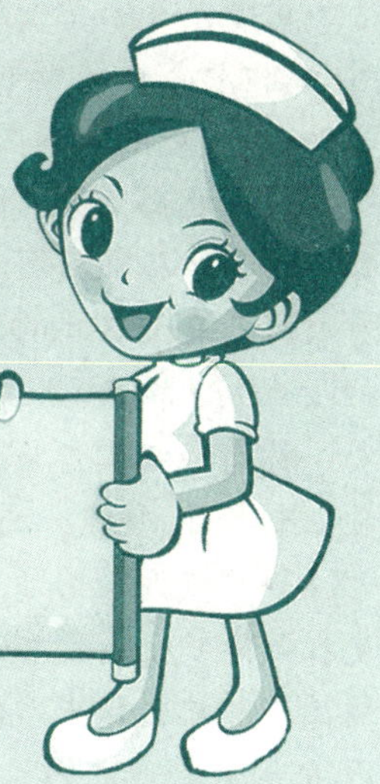

学习目标

1. 掌握基础护理的特点和道德要求。
2. 掌握整体护理的特点及整体护理的道德要求。
3. 熟悉责任制护理的特点及道德要求。
4. 熟悉门诊护理的特点及道德要求。
5. 了解急诊护理的特点及道德要求。

在护理工作中，临床护理是护理工作的重要组成部分。临床护理工作质量高低取决于护理人员的护理道德和思想境界，也是衡量护理人员护理技术优劣的标准之一。因此，从事护理工作的护理人员要重视自己在临床护理方面的修养。

护理伦理故事

第32届南丁格尔奖获得者——林菊英

1920年11月3日，林菊英出生在北京一个知识分子家庭。年幼时，父母亲就先后去世了，她和妹妹相依为命，艰苦的岁月使林菊英很早就成熟起来，她学习勤奋，成绩始终名列前茅，大学选读了燕京大学的护预系。1945年林菊英进入北平医院任护士监察员。新中国成立后，北平医院更名为北京医院，之后，林菊英被任命为北京医院护理部主任、北京医院护校校长。

她把振兴中华护理事业作为矢志不渝的事业追求，在护理临床、护理教育的实际工作和科学调研的基础上，向卫生部提出加强护理指挥系统，提高护理质量和加强护理教育的建议。卫生部采纳了这一建议，于1979年6月和7月分别颁布了《卫生部关于加强护理工作的意见》和《卫生部关于加强护理教育工作的意见》两个文件，对全国护理工作和护理教育工作的规范和发展起到了极大的推动作用。

由于多年来护士仅接受中等专业教育，有人对护士评定高级职称提出不同意见。对此，林菊英据理力争，讲明护理学是一门专门的学科，护士是科技人员，不是医疗的辅助人员，如果没有高级职称的护士，这门学科也就不成为专门的学科，中国的护理事业也就不能得到提高和发展。最终，护士获得享有同医、药、技一样的评定高级技术职称的权利。林菊英还积极向卫生部、教育部提出必须尽快恢复护理高等教育的建议。建议得到有关领导的重视，决定于1983年开始，恢复已停办30多年的护理高等教育，初步形成了多渠道、多层次、多规格护理人才培养教育体系。

林菊英在工作与学习中，不断学习和借鉴国际先进的护理经验，积极向全国推广责任制护理，使这一先进的护理方法于20世纪80年代推广到了全国。

她积极开展国际交流。为创造条件选派护士参加国际活动，促成中华护理学会恢复在国际护士会的席位，林菊英曾先后3次邀请国际护士会执行主席来华商讨。在中国国际科技会议中心的协助下，1989年6月在北京科学会堂召开首届国际护理大会，17个国家和地区的代表参加了会议。

林菊英积极开展学术研究，撰写了大量的学术报告。如《中国40年保健事业的发展》、《近十年来中国护理学科的进展》、《祖国医学在护理上的应用》、《中国老年、儿童、妇女的护理》及《地段保健护理》等。

因为对祖国护理事业的卓越贡献，1989年，林菊英荣获第32届南丁格尔奖章。1990年被美国堪萨斯大学授予人文学科荣誉博士。2000年荣获美国密执安大学荣誉博士。林菊英成为我国唯一两次荣获博士学位的护理专家，她的努力不仅为自己，更为中国护理界争得了荣誉。2008年12月1日，受人尊敬的林菊英因病逝世于北京医院，走完了她不平凡的一生。

第一节　基础护理道德

一、基础护理的特点

基础护理是护理工作的重要组成部分，以护理基本理论、基本知识和基本技能为基础，结合病人的生理、心理特点和治疗康复的需求，满足病人的基本需要，是临床护理质量评估的主要内容。基础护理的执行状况与护理人员的道德修养和道德行为密切相关。因此，护理人员应重视自己在基础护理方面的道德修养。

1. 基础护理的协调性

基础护理只有取得医生、病人、各班护士、其他辅助人员的支持和密切合作，才能得到良好的实施。护理人员制订护理计划和实施护理措施时，也应与病人及家属协商。因此，护理人员必须负起协调的责任，以提高护理工作效率，保证护理工作的质量。

2. 基础护理的连续性

护理人员通过口头交班、床边交班及交班记录，做到换人不脱岗，昼夜24小时连续进行，时刻不离病人，使病人的病情、心理等动态变化，时刻为当班护理人员所熟知和掌握，以随时采取具有针对性的护理措施，及时向医生提供调整治疗计划的依据，确保病人尽快治愈。

3. 基础护理的科学性

基础护理的许多措施都需要充分应用生理、病理、生化及心理学等知识，才能取得应有的护理效果。如：每天体温、脉搏、呼吸及血压的测量，是生命体征动态变化的重要临床信息，也是判断病情转归的可靠资料，以这些信息、资料为依据，采取相应的护理措施，满足病人在生理、心理上的需要，无疑具有很强的科学性。

4. 基础护理的服务性

帮助照顾病人或服务对象，永远是护理的核心。在护理工作中提倡人道，护理人员对待病人一视同仁、不分高低贵贱，与病人建立良好的护患关系，就可以在基础护理工作中得到病人的密切配合，使病人产生安全感和依赖感，对治疗充满信心，从而达到早日康复的治疗目的。

5. 基础护理的经常性

基础护理是对各科和各系统疾病的病人进行的具有共性的生活护理和技术护理服务，具有经常性。可以用常规或制度的形式固定下来，使其按时、按周、按月，周而复始循环运转。如：病床单位的整理，晨晚间护理，病人生命体征的测定，物品的消毒、保养，医嘱的执行，采取病人的标本，传染病人的消毒隔离等。

二、基础护理的道德要求

1. 热爱事业，忠于职守

护理是一门独立的专业，其服务范围涉及人的生、老、病、死过程。护理是社会进步、民族繁衍、人群健康所需的崇高职业，热爱护理事业，忠于职守，这是从事基础护理的基本道德要求。"增进健康、预防疾病；恢复健康、减轻痛苦"是护理人员的神圣使命。每位病人病后的康复、复原，与护理人员的辛苦和从事基础护理的价值、意义分不开。

2. 严肃认真，一丝不苟

基础护理的科学性很强，要求具有严格的工作作风、严密的工作方法、严肃认真的科学态度，才能保证一定的护理质量和应有的效果。护理人员在基础护理中切不可草率从事，无视规章，机械地执行医嘱，置病人病情于不顾，以致造成差错事故。因此，护理人员要做到经常深入病房巡视病人，密切观察病情变化，仔细周密、审慎地对待每项工作，严格地执行三查七对制度和各项操作规程，注意周围环境和病人的变化，不放过任何有异议的发现，时刻把病人的安危放在心上。

3. 严密观察，谨慎处置

一个护士犹如一个哨兵，在护理工作中，目光应该注意周围的动向，注意观察自己所护理病人的病情，以满足病人的身心需要。因此，要求护理人员应具备丰富的护理知识和临床实践经验。严密观察，谨慎处置，这关系到护理的质量和病人的安危，是护理人员履行护理道德责任的重要手段。

4. 勤奋学习,精通业务

护理学是一门由自然科学与社会科学相互渗透的综合性的应用科学,是一门不断发展的科学。随着医学与科技的发展,护理学和其他学科一样也在突飞猛进,其功能和范围不断扩大。护理人员只有勤奋地学习,更新自己的知识,不断地充实服务内容、扩大服务职能,才能满足社会与人民的需要,才能不断地开拓与发展护理事业,竭尽护士道德的社会责任。

5. 团结协作,彼此监督

以病人为中心,实施整体护理,为病人提供优质护理服务,需要其他医护人员的支持与参与。只有与其他医护人员团结一致,才能发挥整体配合的作用。护士与护士应是团结友爱、互相尊重的关系,对其他科室同志要以平等友善的态度进行接触。医护人员在彼此协作过程中应互相监督,经常开展批评与自我批评,对待别人的忠告和批评,应抱着虚心的态度认真对待,不能置若罔闻,有意报复,否则,后果将不堪设想。

第二节 整体护理与责任制护理道德

整体护理和责任制护理是护理专业近年来出现的一个新课题,是护理工作的一种分工,与护理人员的道德责任感密切相关,因此,探讨整体护理与责任制护理道德对提高护理质量,加强学科建设具有重要意义。

一、整体护理道德

整体护理是随着社会的文明、进步及护理学科的发展而出现的一种以护理程序为基础的现代护理工作模式,是我国现代护理发展出现的新课题。探讨整体护理及其道德问题,有助于整体护理的发展,有助于为病人提供优质服务,有助于护理理论体系的丰富和完善。

(一)整体护理的特点

1. 整体护理概念

整体护理是以病人为中心,以现代护理观为指导,以护理程序为基础框架,并且把护理程序系统化地用于临床护理和护理管理各个环节的工作模式。整体护理是为缩短我国护理水平与国际先进水平的差距,使我国护理工作实现以服务对象为中心,为服务对象解决健康问题的工作目标,根据中国的护理现状和护理需要而提出的。因此,整体护理的推广,将成为我国护理教育与临床护理的重大转折,护理人员应以现代护理观和护理理论为指导,以服务对象为中心,运用科学的工作方法为服务对象解决健康问题,满足护理服务的需求。

2. 整体护理的特点

整体护理的特点是按照护理程序这一科学的工作方法,为病人解决问题。即以现代护理观念为指导，以护理程序为核心，以独立地为病人解决健康问题为目标，系统性和整体性协调统一。其内容涵盖：护理哲理、护士职责与评价、标准护理计划、标准教育计划，各种护理文件书写及护理品质保证等，皆以护理程序为框架，环环相扣、协调一致，以确保护理服务水平的全面提高。

（二）整体护理的道德要求

1. 承担责任的自觉性

自觉履行护理职责是整体护理工作的重要内容，也是整体护理工作取得成功的关键之一，就整体护理专业护士而言，其护理职责是收集和记录病人目前的健康状况和以往病史，对病人进行入院评估，完成对病史的综合分析，对病情进行连续的、准确的估计并进行恰当处理，准确清楚地进行护理诊断，根据护理诊断和病人的各方面需要制订系统的例行护理计划，按照病人的需要本着舒适、安全的原则采取护理措施，遵医嘱确定护理步骤给予药物并观察和记录病人对药物的反应。从病人和家属得到反馈以确定病人的需求是否得到满足，清楚、简洁、完整、及时地填写护理记录等整体护理的这一系列工作都需要护理人员自觉地承担责任。护士有了自觉的责任心，才能积极热情地投入工作，处处严格要求自己，以良好的道德修养和娴熟的业务技能，圆满地完成护理工作任务。

2. 独立思考的主动性

护理工作要真正达到独立，还需要护理人员开动脑筋，善于思考，独立主动地面对问题，解决问题。在护理评估中，对资料的处理，要针对不同对象的年龄、性别、文化程度、职业、知识结构、信仰、生活习惯、家属社会环境及病史等有关内容，结合病人的身心状况进行独立的综合思考，具体分析，提出整体护理要求，护士作出不同于医疗诊断的护理诊断，这是贯彻护理程序的关键步骤，直接关系到护理计划的制订和护理措施的实施。护理人员只有主动进行独立思考，才能搞好护理工作并更好地发挥潜能，才能为病人解决更多的问题，用实际行动改善护士的道德和职业形象，赢得病人的信任。

3. 刻苦钻研的进取性

整体护理人员应具有规范的基础护理和各科护理的基本操作技能，具有对常见病、多发病病情的观察能力，能够用护理程序收集病人资料，分析和诊断一般健康问题，制定护理措施，实施身心整体护理，具有对常用药物疗效和反应的观察能力，具有对危重病人的应急处理能力和配合抢救能力，能运用预防保健知识，按照人的基本需要和生命发展不同阶段的健康需要，向个体、家庭、社会提供整体护理和保健服务，并能进行卫生宣教，具有较好的人际沟通能力和协作能力，护理人员要具备上述能力就必须刻苦钻研，积极进取，既要掌握临床护理知识，又要掌握道德学、管理学、社会学、美学、外语等人文社会科学知识以及护理技能，为病人提供优质的护理服务。

二、责任制护理道德

责任制护理是我国20世纪80年代护理专业出现的新课题，探讨责任制护理中的道德有助于责任制护理的完善和发展，有利于护理质量和护理管理水平的提高。

（一）责任制护理的特点

1. 责任制护理的概念

责任制护理是护理工作的一种分工方法，是以病人为中心，以责任护士为主，以病人的身心健康为核心实施的有计划的、有针对性的、系统的整体全面护理的临床护理制度。它的核心内容是护理秩序。实践证明，责任制护理有许多优点：

（1）加强了对病人的身心全面护理，提高了护理质量。

（2）责任制护理突出了责任护士的责任感，激发护士自觉学习的热情与积极性。

（3）密切了护患关系，加强了心理护理，增强了病人对护士的依赖感。

（4）加强了医护联系与合作，共同对病人负责任，提高了工作效率。

在我国责任制护理道德制度，是一个值得继续推广、研究，并不断完善的护理制度。

2. 责任制护理的内容及特点

责任制护理的内容主要包括责任制护理的要求、分工和病历书写，其中突出了护士执行8小时上班、24小时负责制；对病人实施心理护理；对病人实施资料调查、作出计划和效果评估的计划护理等，它体现了责任制护理的三个特点：

（1）整体护理：随着医学护理科学的发展和医学模式转变，以疾病为对象的功能制护理已被以病人为中心的整体护理所取代，就是要从心理、社会和生理等多方面指导帮助病人，使病人的生理、心理处于接受治疗和康复的最佳状态。整体护理纠正了过去那种只见“病”不见“人”的局部护理方法，体现出护理学在系统论和生物、心理、社会医学模式指导下的新发展。

（2）全面护理：责任制护理是以责任护士为主的全面护理，责任护士执行8小时工作，24小时负责制，对其所负责的病人从入院到出院全面负责，克服了过去功能制护理中将病人的需要切成块，由不同的护士负责，护士只见局部，不见全局的缺陷，而改由一名责任护士掌握病人全部护理问题并对其负责到底，体现出完全为病人服务的精神。

（3）调动积极性：护理人员的服务对象是有生命、有思想感情的人，很多疾病的症状首先是通过病人自我感觉与认识传递给医护人员的，病人本身即是认识疾病的主体，只有调动病人的主观能动作用，使医护人员得到可靠的信息，才能使其在治疗护理中达到最佳效果。

（二）责任制护理的道德要求

1. 坚持护理内容的科学性

责任制护理的护理程序，体现了病人第一、以病人为中心的观念。丰富和发展了护理学研究内容，也要求护理人员不断扩充知识领域，坚持以科学原则指导护理实践，树立高度的责任感来体现护理过程的科学性。

2. 调动护理对象的能动性

责任制护理以整体论原则来纠正过去的片面护理方法，很多疾病症状往往是通过病人自我感觉与认识传递给护理人员。因此，要充分调动病人主观能动性，使病人主动和医生、护士合作，积极全面地提供自己的疾病症状，从而使治疗和护理工作达到最优化目的。

3. 保证护理质量的完整性

责任护士承担自己负责护理病人的全面责任。采集病史时，责任护士须以热情关切的态度及机智敏锐的洞察力，从病人身上发现与了解其相关内容。只有高度同情病人，才能取得病人信任，才能创造有利于采集病史的客观环境，真实了解病人身体上存在的不适和心理上的消极因素，从而加强对症治疗，提高护理质量。而病人在接受治疗各阶段，能否得到均衡护理与护理人员的经验、理解力、理论知识、道德水平有着密切关系。

第三节 门诊护理道德

一、门诊护理的特点

门诊护理有以下三个方面的特点：

1. 导诊管理任务重

门诊是病人就医最集中的地方，来往人员多，病种复杂，看病时间短，管理困难，又是医疗机构的窗口，是早期诊断、早期治疗、保证医疗质量的第一个环节，病人为维护自己的利益，保障自己的健康，对于门诊的服务态度反应敏感。因此，要求门诊护士要善于组织，作好分诊、预诊工作，指导病人去化验、透视、取药以及给病人注射、处置等，以缩短病人就诊时间。可见，门诊护理相对病房而言，管理任务比较重。

2. 预防工作难度大

门诊人群流量大，病人集中，急慢性传染病人及带菌病人在就诊前难以及时鉴别和隔离，易发生交叉感染，预防难度大。因此，预防门诊交叉感染必须引起护理人员的高度重视，应认真做好消毒隔离工作，对传染病或疑似传染病病人，应分诊到隔离门诊就诊，并做好疫情报告。

3. 工作服务性强

门诊是各种疾病的汇集场所，病种复杂，病情各异，病人素质不同，这就要求护理人员提供有针对性的医疗保健服务。护理人员要有耐心、细心和热心。对初诊病人，护士应主动接待，热情指点，耐心解释有关疾病的诊断、治疗和预防等问题。对复诊的病人，护士应善于疏导，解释疑虑，同情并理解病人。

二、门诊护理的道德要求

1. 热情关怀，高度负责

门诊病人带着疾病缠身的痛苦，心理紧张、恐惧和焦虑，加上对医院环境、规章制度的不熟悉以及病人的拥挤，环境的嘈杂，更加重了病人的心理负担。因此，门诊护士要同情病人，充分理解病人，做到热情服务，主动协助病人就诊，使病人有一种亲切感和温暖感，并使他们得到尽快的诊治和康复。

2. 密切联系，团结协作

加强协作可以发挥门诊的整体效应，从而有利于提高医疗护理质量，促进病人早日康复。在门诊各科室间的相互联系中，护理人员往往发挥着直接或间接的调节作用，以减少误会和矛盾，防止推诿病人，有利于医院的医患、护患关系的建立。一切从病人的生命及健康出发，以提高工作效率，为病人提供一个良好的治疗环境。

3. 作风严谨，准确无误

门诊护理人员在治疗护理过程中，切不可漫不经心，粗枝大叶，因为任何疏忽都会导致医疗事故的发生。如打错一针，发错一药，血压、脉搏、体温测量不准确，都可铸成大错，甚至危及病人生命。因此，门诊护士应审慎从事，一丝不苟，准确无误，对病人负责。

4. 环境优美，安全舒适

护理人员应将环境管理作为门诊护理道德要求，认真做好门诊清洁卫生，维持门诊就诊秩序，调整医生间的忙闲不均，对就诊病人和家属开展健康教育，随时劝阻一些大声喧哗和吵闹的行为，禁止随地吐痰和吸烟，加强巡回使危重病人及时就诊，从而使门诊科室清洁化、门诊秩序规范化，以利于提高门诊医疗护理质量。

第四节　急诊护理道德

一、急诊护理的特点

1. 随机性强

急诊病人发病虽然也有一些规律性，如早晚病人多，雪雨天骨折病人多，夏季肠道病人多。但从总体上来说急诊病人就诊时间、人数、病种、病情，都是护理人员事先无法预料的。只有高度重视病人的生命，才能积极做好急救设备的准备，做好药物的保障，随时应对各类急救病人和突发事件带来的大量病人。

2. 时间性强

急诊病人，如心脑血管意外，各种中毒、严重创伤等，病情紧急、危重、复杂，而且有些病人意识模糊或丧失，病人或他人不能提供详细病史，医生也不能按部就班地进行体格检查、化验和特殊检查，而只能重点询问和重点检查后立刻投入抢救。因此，急诊护士应灵活、镇静地应用自己的经验，密切配合医生，密切与家属联系，全力以赴地抢救病人的生命。

3. 预见性强

急诊中有的疾病属于疑难重症，如中毒性休克或严重复合伤，往往是多系统、多器官同时发生病变，往往需要多个学科、多个专业的医护人员协助抢救。因此，急诊护士

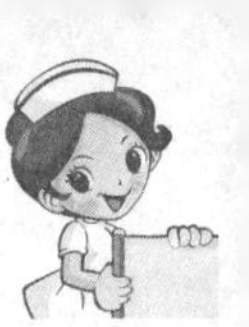

要具有敏锐的鉴别力和多学科知识，既要迅速通知多科会诊，又要严密监护、细心观察，为医生诊断治疗提供可靠的依据，对某些病情紧急的病人，需要护理人员主动地予以处置，以免贻误病情、丧失抢救时机。

二、急诊护理的道德要求

1. 有时间的紧迫感

急诊护士要做到急病人之所急，争分夺秒，全力以赴，尽量缩短从接诊到抢救的时间，救人于危急之中。因此，在急诊护理中，护理人员不但要有娴熟的技术，还要有一颗美好的心灵，在病人病情危急的关键时刻，不应有任何私心杂念，敢于承担责任，不能利用种种借口随便推诿病人，使病人失去生命，一定要坚守岗位，及时做好各项准备工作，积极配合医生做好抢救工作。

2. 有高度的责任感

急诊护士要从病人的利益出发，不失时机地紧急处理，要根据病情及时给予洗胃、人工呼吸、胸外按摩、止血、输液等，并详细准确地做好抢救记录。对有风险的病人，要参与抢救，敢于承担责任。遇有法律纠纷的病人，要公正地反映病情。对待意识不清的病人，要有慎独的精神，耐心周到地提供服务。对待留院观察的病人，不要放松警惕，应严密观察以防发生意外。

3. 有深切的同情心

护理人员要有痛病人所痛的深切同情心，理解病人和家属的焦虑和痛苦，并给予亲切的关怀和帮助。特别是对自杀、意外伤害的病人，不要埋怨和责怪，不能动作粗暴，讽刺挖苦，护理人员应以高尚的情操，帮助病人重燃生活的勇气，并对其隐私予以保密。对待打架斗殴而致伤的病人，护理人员应从人道主义出发，以正确的态度对待他们，如在处理创伤缝合时，麻醉药应足量，消毒应严格，操作应轻稳，态度应热情，不能够歧视。

4. 有团结协作精神

急重病人抢救过程，往往需要几个临床科室的相互协作，共同完成，急重病人的抢救成功是所有参加抢救人员包括医生、护士、麻醉师，其他医技人员的团结协作、互相支持、配合默契的结果。在工作中要发扬积极主动，不怕苦、不怕脏、不怕累和连续作战的精神，搞好急重病人抢救治疗的护理工作。

护理伦理案例

某医院儿科收治了一名高热病儿，经医生初诊“发烧待查，不排除脑炎”。急诊值班护士凭有多年经验，对病儿仔细观察，发现其精神越来越差，末梢循环不好，伴有谵语，但病儿无颈项强直。于是，护士又详细询问家长，怀疑是中毒性细菌性痢疾。值班护士及时报告给医生，经肛门指诊大便化验，证实为菌痢。经医护密切配合抢救，病儿得救。

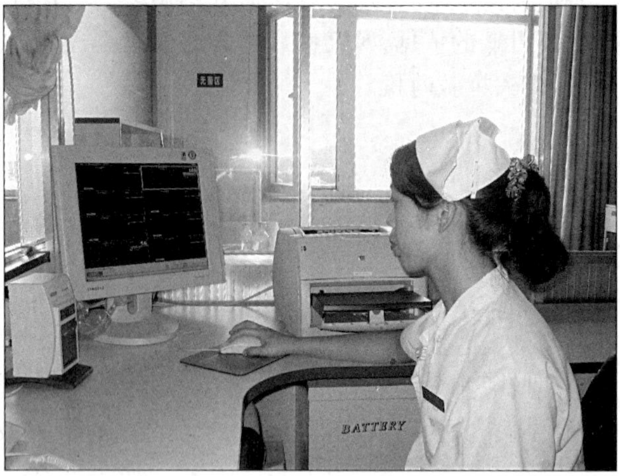

【伦理分析】

1. 护士行为符合儿科护理“要细致观察,及时为医生提供病情变化信息”的道德要求。由于护士对病人仔细询问和检查,使之确诊,并及时配合医生抢救,使病人转危为安,这是履行道德责任的表现。

2. 护士行为符合护患关系中“热爱本职,精益求精”的道德要求。由于该护士热爱护理职业,工作积极努力,刻苦钻研,技术上精益求精,因此,能善于观察,发现问题,及时处理。

3. 该护士符合医护关系中“平等协作,密切配合”的道德要求。在进行护理工作时能与医生密切配合,当病人病情发生变化时,对病人负责,体现了医护工作的整体性。

思考题

1. 什么是基础护理?
2. 基础护理的特点是什么?
3. 基础护理的道德要求是什么?
4. 什么是整体护理?
5. 什么是责任制护理?
6. 整体护理的道德要求是什么?
7. 责任制护理的道德要求是什么?
8. 门诊护理的特点是什么?
9. 急诊护理的特点是什么?
10. 简述门急诊护理的道德要求。

第八单元
特殊护理道德

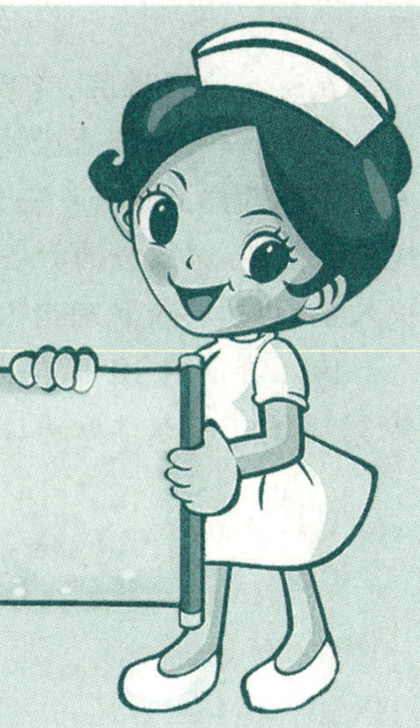

学习目标

1. 掌握危重病人护理的特点。
2. 掌握手术病人的护理特点。
3. 掌握妇儿、老年病人的护理道德要求。
4. 熟悉传染病病人的护理道德要求。
5. 熟悉心理护理的道德要求。
6. 了解心理护理对护士素质要求。
7. 了解临终病人的护理道德要求。

特殊护理是指各种特殊疾病病人的护理，如危重病人、精神病人、传染病病人等。特殊护理道德是护理有特殊疾病的病人时应遵循的行为准则与规范。患特殊疾病的病人往往病情特殊，心理活动复杂，意外情况多。因此，增加了护理的难度和工作量，对护理人员的道德提出了更高的要求。

护理伦理故事

第 33 届南丁格尔奖获得者——吴静芳

吴静芳，河南省商丘地区医院护理部主任。1926 年出生于河南省开封市。1943 年考入商丘圣保罗医院高级护士学校，从此便和护理事业结下了不解之缘。

1944 年豫东霍乱流行，一批批的病人被抬进医院，她放弃听课，参加抢救，为病人清洗、喂药、打针，她不顾被传染的危险日夜工作在救护现场，抢救了很多贫苦农民的生命。抗美援朝期间，她志愿报名参加医疗团并担任护士长，以特殊的勇气和献身精神护理伤员，在血源不足时，为志愿军献血多次并立功受奖。1955 年，她放弃舒适的生活和优越的医疗条件，回到贫穷落后的商丘，甘愿长期在基层踏踏实实地从事临床护理和管理工作。

在商丘地区医院，先后任护士、护士长、护理部主任。在本地和市县一些单位，多次以“护理——社会上崇高事业，护士——人们给予的光荣称号”为题作报告，不断激发豫东地区广大新老护士为保护群众健康做一名护士的热情和信念。她还动员商丘地区医院26名改行的护士归队，为稳定护理队伍做出了积极努力。1989年，她的事迹选入了《中国当代护理名人录》。

1991年7月18日在北京中南海怀仁堂，全国人大常务委员会委员长万里亲手将第33届南丁格尔奖章和证书颁发给吴静芳。

第一节 危重病人的护理道德

一、危重病人的护理特点

危重病人指病情严重、随时可能发生生命危险的病人。危重病人的特点可用“急重险危”四个字来概括：急，病情紧急；重，指病情严重；险，指病情危险；危，指生命垂危。因此，必须对危重病人随时观察病情的变化，及时处理，详细记录，向医生汇报，执行相应的抢救措施。护理危重病人是一项艰巨的任务，要求护理人员具有良好的业务经验，健康的身心素质，丰富的临床护理和抢救经验，以及较高水准的职业修养。

二、危重病人的护理道德要求

抢救危重病人是护理工作中一项重要任务，是一场争分夺秒的战斗。因此，护理人员必须从思想上、组织上、物质上、技术上做好充分准备，常备不懈，遇有危重病人，要当机立断。危重病人护理道德要求如下：

1. 果断与审慎

危重病人病情变化快，随时有生命危险，护理人员要头脑冷静，判断正确。果断不是贸然行事，要胆大心细；审慎行动，才能取得良好的效果，对于虽已度过危险期限的病人，要仔细观察病情，判断疾病转归，预防并发症的发生。

2. 机警与敏捷

危重病人病情复杂，随时可有危险情况发生。在护理过程中，护理人员要细致观察，机警地发现病情变化。一旦发现新的情况，要敏捷地投入抢救行动，以使病人转危为安，若稍有怠慢就会失去抢救时机。因此，抢救危重病人时，护士必须有“时间就是生命”的意识。

3. 理解与同情

危重病人常因病情危重而产生焦虑、恐惧、抑郁、妄想等心理反应，也会有急躁忧虑心理。因此，在抢救危重病人生命的同时，护理人员应努力做到态度和蔼、诚恳、富有同情心，语言应贴切、易于理解，举止应沉着、稳重，操作认真，给病人充分的依赖感。

4. 慎独与协作

护士必须具有"慎独"的品德修养，在单独面对失去监督能力的危重病人时，不能降低护理标准。在危重病人救治过程中，护理人员之间、医护之间要做到相互尊重和支持，主动地保证病人的医疗护理计划准确及时地实施，使救治获得成功。

第二节　手术病人的护理道德

一、手术病人的护理特点

手术病人的护理有以下几方面特点：

1. 严格性

在实施手术时，要严格执行，一丝不苟。在手术前、手术中对每位受术病人的用药、输血、手术部位等均要仔细核对姓名、床号、性别、年龄，防止用错药、输错血、做错手术部位。手术结束前必须查对手术器械和敷料，发现有误，需认真查找，不得关闭伤口。护理人员对上述要求均需认真、精细、严格管理，必须一丝不苟，不能听之任之。

2. 时间性

护理人员要具有强烈的时间观念，特别是抢救急症和危重病人，时间就是生命，争取时间是手术成功的保证。护理准备是手术的先导，常常不等医师开出医嘱，就应做好手术的一切准备。即使是对择期手术病人，也决不能为增加医院床位使用率，而任意延长病人等候手术的时间，这不但增加了病人的心理负担，也加重了他们的经济压力。

3. 协作性

手术护理的协作性体现在手术治疗的全过程中，而在手术进行中尤为突出。这里有医师的认真诊断与娴熟的手术操作，也有麻醉师精确、安全的麻醉作业，更有护理人员细心周到的术前准备、术中配合及术后护理，还有其他技术人员对仪器设备的精心检查和维护等。各类人员齐心协力，配合默契，手术才能顺利完成。

4. 衔接性

一个手术治疗过程包含了等待手术、准备手术、术前护理、术中护理、术后护理等几个阶段，各阶段都是紧密相连的。因此，各类人员之间的衔接是非常重要的，如病人在入院等待手术、准备手术阶段均在病房进行，而手术又在手术室进行，术后又回到病房护理。对这种辗转变更，护理人员均应主动介绍情况，交接清楚，做到手续齐全，以免差错的发生。

二、手术病人的护理道德要求

（一）手术前护理道德

1. 关心病人，加强心理护理

手术确定后病人常会焦急不安，食不知味，夜不能眠。有些病人去手术室时，浑身发抖，极度紧张。因此，护理人员要根据病人心理特点，在术前要进行必要的心理护理：一方面做必要的解释和开导工作；另一方面对病人的合理要求妥善地加以解决。

2. 精心安排，创造舒适环境

为病人安排一个和善、乐观、安静、整洁、舒适的待术环境，是手术治疗顺利的必要条件。一方面要做到轻关门窗，走路、说话轻盈，以使病人舒适、安静地休息；另一方面要避免恶性刺激，避免让病人看到同类手术病人的痛苦状态。向病人介绍同类病情经手术治疗后逐渐恢复健康的病友相识，使其增强信心，保持乐观的情绪迎接手术。

3. 术前准备，认真细致周到

术前准备工作关系到手术的顺利进行和术后的康复。护理人员要积极主动地做好术前准备，按照操作规程认真、细致操作，不漏，不返工，如术前病人需要洗澡时，要防止感冒，按时给病人术前用药等。

（二）手术中护理道德

1. 手术环境，安全肃静

手术环境是做好手术的前提条件。护理人员要严格按要求做好监督，各种电器、手术器械都要认真检查，确保功能完善和安全，抢救药品要齐全，位置要固定。同时室内环境要清洁，温、湿度要符合规定要求。在手术过程中，护理人员应尽量使用手术语和术者配合工作，以保持手术室的严肃和安静。

2. 关心病人，体贴入微

病人进入手术室后，通常是紧张和不安的。因此，护理人员要热情照顾病人上手术台，善于理解病人的情感，真诚关心爱护病人。在采取一些护理措施时，都应耐心向病人解释清楚，取得病人的理解与配合。手术时密切观察病人情况，病人提出的合理要求应尽量给予满足。病人家属对手术进展情况十分关切，急于了解，护理人员应态度和蔼，耐心回答家属提出的问题，解除他们的忧虑和不安。

（三）手术后护理道德

1. 严密观察，勤于护理

在手术病人回病房前应做好术后护理准备。病人回到病室后，应迅速了解病人手术经过，并妥善处理病人身上各种导管，察看伤口有无渗血，观察生命体征，让病人及时安静休息。同时，要准确执行术后医嘱，严密观察病人，遇有紧急情况，应机智果断，切勿惊慌失措，更不能消极等待医师处理，应在力所能及的情况下，争取时间，及时处理。

2. 减轻痛苦，加速康复

护理人员要满腔热情，怀有深切同情感和高度负责精神，千方百计为病人减轻痛苦。一方面要适当给予止痛药物，使病人得到安静的休息；另一方面要做大量的心理护理工作，对病人要进行耐心的解释工作，讲清术后早活动、翻身、排痰对防止肠粘连、压疮、肺部感染等均有重要的作用。格外关心、体贴、开导，使他们具有战胜疾病的勇气，勇敢地面对人生。

第三节　妇儿病人的护理道德

妇儿病人的护理包括对妇女和儿童病人的护理。我国妇女和儿童的人口约占总人口的2/3，妇女和儿童的身心健康关系到家庭的和睦、幸福和社会的稳定。

一、妇儿病人的护理特点

（一）妇产科病人的护理特点

妇产科的护理不同于其他科的护理，它的一切不仅关系到妇女的健康也影响到胎儿。因此，在护理工作中应时刻牢记各种医疗护理过程可能对胎儿产生的影响，要坚持母亲和胎儿并重的原则。对正常妇女、孕妇的护理是要做好咨询和保健，使妇女的正常的生理现象如月经、更年期、老年期不发生疾病。使正常孕妇不发生并发症，要坚持心理护理和躯体护理并重的原则。由于内分泌的变化，疾病、妊娠、手术等都会出现一些心理变化，如青春期月经初潮的神秘感，更年期的急躁、忧虑、固执，未婚先孕妇女害羞心理，以及妊娠并发症、临产、分娩疼痛和危险，不孕症和流产、绝育病人的心理状态都要引起重视。妇产科观察内容多，既要观察产科情况又要了解生命体征。不仅要注意产后情况还要观察新生儿的情况。此外，妇产科内窥镜等的广泛应用对妇产科的诊断、治疗和优生、优育起到重要作用，要求护理人员必须认真学习新知识、新技术，对病人进行积极的心理护理和躯体护理。

（二）儿科病人的护理特点

儿科的服务对象是从新生儿到青春期的病人。他们在解剖、生理、病理、心理、营养、代谢等方面，以及在疾病的发生和发展规律等方面都与成人不同。儿科护理内容复杂，要求家属配合，操作难度大，这与儿科的护理对象有关。一是护理对象很多是独生子女。二是婴幼儿的语言表达和理解能力都较差。三是病儿幼小，抵抗力差，医疗护理操作的耐受性差。对于年龄稍大的病儿，入院时护士可告诉他们，住院治疗的大概情况，治疗疾病的重要性。为了不使孩子们感到医院生活枯燥无味，可组织他们学习、讲故事、下跳棋、唱儿歌、跳舞、做游戏、收看适合幼儿心理的电视节目等。要提倡小病友之间互相帮助、团结友爱。在治疗护理过程中鼓励他们要坚强、勇敢，为他们树立打针不哭，吃药勇敢的榜样，培养孩子们的良好情感。

二、妇儿病人的护理道德要求

（一）妇产科病人的护理道德要求

1. 妊娠早期孕妇的护理

护士应向她们讲明孕妇的情绪状态对胎儿的生长发育起着重要作用。如情绪不好容易在妊娠期或分娩期引起并发症。严重的情绪焦虑常导致恶性妊娠呕吐，甚至导致早产、难产等。嘱咐病人在孕期要心情舒畅，情绪稳定，生活有节律，劳动休息适度。保持良好的生理和心理状态，这样才能生育健康的婴儿。

2. 妊娠后期孕妇护理

应督促她们进行产前检查，以便及时发现异常现象及时处理，同时向孕妇说明分娩是自然生理过程，不必过分紧张忧虑，以消除孕妇心理上的负担。

3. 入院待产孕妇的护理

护士应对产妇进行分娩及产程知识的讲解。当还未进入正式产程前尽可能将其收留于休息室，以避免待产妇之间的相互影响和不良刺激。鼓励产妇进食休息，并可在病房走廊里适当散步以分散注意力。初产妇宫口开 2 ~3 cm，经产妇有规律的宫缩，护士可送产妇到待产室待产。

4. 产后产妇的护理

产后 2 小时内护士应密切观察产妇的宫缩情况及血压的变化，并注意产后出血情况。产后 4 ~6 小时鼓励产妇小便，以防止膀胱充盈过度，导致膀胱括约肌麻痹。产后如果解不出小便，可影响子宫收缩，造成产后出血。应给产妇解释清楚，以争取其配合。产后 6 小时翻身，12 小时下床活动，以促使子宫收缩使恶露尽快排出，避免子宫收缩不良而引起感染。早活动还可增强肠蠕动，避免产后常见的便秘。

5. 产后新生儿护理

产后 12 小时左右护士应指导产妇给婴儿哺乳，婴儿对乳头的吸吮可促进子宫收缩，并宣传母乳的营养适宜，有抗体，可增强婴儿抗病能力。

6. 产褥期的护理

由于产褥期出汗多，产妇恶露未排净，应勤擦浴，勤换内衣，每天用温开水擦洗外阴，2 个月内勿坐盆浴，以防止宫内感染。哺乳期虽无月经来潮，但也难测何时恢复排卵，因此必须坚持避孕，其方法应以工具为宜，因药物避孕可抑制乳汁分泌。

（二）婴幼儿护理道德要求

1. 娴熟的技术

对哭闹不合作的孩子，在注射操作时，护士应保持心理平静，严格掌握操作规程。动作应熟练，轻柔准确，尤其是进行静脉注射时，尽量做到一针见血，以减轻病儿疼痛。

并针对幼儿的注意力容易分散的特点，在注射时可态度和蔼而灵活地转变其注意力，以减轻其疼痛。

2. 慈母般心肠

护理人员应做到融护士和母亲于一身，尽量使病儿在生理的需要上得到满足。心理学家们认为，人际间的接触和抚摸是婴儿很重要的心理需求。并将这种需求称为"皮肤饥饿"。护理人员应根据婴儿的这种需求，采取多种方式给予情感上的满足。使病儿大脑的兴奋和抑制变得十分和谐自然，使他们能像在母亲身边一样有安全感、依恋感。

3. 精心的护理

认真细致地观察病儿的病情变化，如护士在巡视病房和治疗护理时、在值夜班时，对病儿的生命体征、神志变化、瞳孔变化、药物反应等应认真仔细地观察。如有异常应及时处理或及时提供给医生，为疾病的诊断治疗提供依据，使病儿疾病早日痊愈。

第四节 老年病人的护理道德

一、老年病人的护理特点

成人是指男性 20～60 岁之间，女性是指 18～50 岁或 55 岁之间；65 岁以上者称老年人。老年是指生理上、心理上、社会方面，以及机体能力的一种退行性阶段。在生理方面表现为身体的各系统、器官、组织发生变性、萎缩、功能衰退，代谢衰弱。在心理方面表现为感觉、知觉、记忆的老化，智能的退化。此外，还有感情、意志、性格的变化，有的老年人比较难以控制自己的感情、意志，性格上表现为我行我素、怪癖、因循守旧、怀旧、依赖等。在社会方面表现为社会角色的改变：老年人从工作岗位上退下来，从主角变为配角，从活动能力强的角色变为活动能力弱的角色等。这会使老年人出现孤独、自卑、忧郁等现象。随着科学技术的发展，人民生活水平的不断改善，人的平均寿命不断延长，人口类型由原来的高出生、高死亡向低出生、低死亡转变。老年人的比例相对地逐渐上升，社会对医疗工作的需要从治疗型向保健型转变。由于老年人生理和心理等方面的特点，老年保健就有着它的特殊性，因此更要求护理人员有高尚的护理道德。

二、老年病人的护理道德要求

1. 尊重老年人的人格

对老年病人要特别尊重，称呼要恰当，言行要礼貌，举止要文雅。不要强行改变老年人原来的习惯、嗜好，对一些不良习惯和嗜好，应因势利导，选择适当的方法和时机引导其改变。而一些不当的言语行动，则会引起老年人反感、恼怒或不愉快。比如一个男性老年慢性支气管炎的病人，嗜好吸烟，如果在他吸烟时护理人员说："老伯，为了您的健康，还是少吸点烟好。”这会使老人很容易接受。如果你冷语训斥：“老头，想多活几天就少吸点烟。”这样会使老人难以接受，令老人心情不畅。老年人特别怕孤独，总喜欢与自己的儿孙们聚居，退休在家，失去了在工作中与他人的交往，常有孤独、寂寞感。孤独对老年人的健康无益。护理人员对老年病人应嘴勤，查病房时多问候。切忌对他们冷漠，不理睬或故意疏远。应尽可能安排一些适当的病人访问老人，促使他们互相交谈，并安排亲属定时探望，以消除老年人的孤独感。

2. 理解同情老年病人

老年人阅历深，知识和生活经验丰富，在家庭、社会中有地位。因而自尊心强，希望周围的人都尊敬他，有的老人要求自己的子女、儿孙百依百顺。他们喜欢追忆往事，留恋旧日的朋友，对有些人和事反复地向人叙述。尤其是年轻时值得自豪的事常在他人面前炫耀。护理人员对老年病人应尊敬、理解，给他们以尊称，谈话时不要怕麻烦，应耐心倾听他们回忆往事。在回答他们的询问时，要态度和蔼、耐心，说话要慢些，声音可稍高些。同情病人是护理人员道德的情感表现。老年人由于衰老、器官功能减退等原因，和其他年龄段的健康人有所不同，对于这些护理人员应给予谅解，要具备足够的耐心、同情心，从而得到他们的充分信任和配合，做好保健工作。

3. 精心护理老年病人

童心萌发是老年人的返童现象，如爱吃、恋玩、表现天真，尤其是妇女与文化素养较低的人多见。护理人员应顺其心理，不要奚落与讥笑他们。能办到的事要尽量照他们的要求去办。决不能说：“你怎么像小孩一样！”损伤其自尊心。老人常患有一些慢性病，对此要认真诊察，精心医治和护理。由于老年人记忆减退或神志模糊，常不能按时服药或用药不当。由于器官机能衰退，对药物的解毒及排毒功能差，耐受力低，有时正常治疗量的药物，对老年人会引起毒性反应或副作用。对于这一切，护理人员都必须时刻注意病情变化、用药反应，尽职尽责。

4. 指导老年病人保健

重视老年人的健康教育，使老年人从思想上认识老年保健的重要性，并加强自我保健能力。通过心理卫生教育，使老年人了解精神卫生的特点及注意问题，教育他们树立正确的人生观，陶冶自己的情操；对疾病要积极乐观地主动配合医生治疗，争取尽快康复；鼓励他们积极参加社会活动；注意合理营养，提供符合卫生要求的平衡膳食，正确指导老年人进行体育锻炼，养成良好的生活习惯。

第五节　慢性病人的护理道德

一、慢性病人的护理特点

慢性疾病由于缺乏特效的治疗方法，病程迁延，疗程较长，对病人的学习、工作、生活影响很大。由于慢性病人长期遭受躯体上的痛苦，心理负担也很重。同时，慢性病人数量多，不能坚持正常生产、工作、学习，对社会有一定的影响。因此，护理人员对慢性病人要根据以上特点采取相应措施，促使慢性病人早日康复。

二、慢性病人的护理道德要求

1. 解除焦虑心理状态

慢性病人容易产生焦虑、不安、抑郁、失望等心理，甚至产生绝望轻生的念头。因此，加强对慢性病人的心理护理是很重要的，这实际上也是一种治疗手段。在心理护理中，护理人员要与病人建立起平等、尊重和互信的关系，要细心观察、分析病人的内心活动。对有疑虑的病人，要给予耐心的解释、安慰；对悲观失望的病人，要进行诱导，给予鼓励；对躯体上痛苦的病人，要配合医生及时解除或减轻。要使病人精神上得到支持，改变不良的心理因素，增强战胜疾病的信心与毅力。

2. 鼓励病人早日康复

在慢性病人的护理活动中，积极调动病人的主观能动性是很重要的。为此，护理人员要与慢性病人建立起指导—合作或共同参与的护患模式，让病人参与治疗、护理。护理人员要经常虚心听取病人对治疗、护理的意见和要求，介绍一些新的诊治、保健方法，提高病人的自我护理能力，这不仅有利于提高护理质量，也有利于促进病人的康复。

3. 营造良好的环境

慢性病人除了对疾病的忧虑外，还容易产生寂寞、空虚和孤单等情绪。护理人员要鼓励病友相互谈心，交流与疾病作斗争的经验，鼓励他们相互了解和联络感情，鼓励他们相互关心、照顾等。同时，要建立起良好的医、护、患关系。慢性病人长期住院，病房生活单调、拥挤和充满药剂味等，容易使人产生不愉快的心理。因此，医院要努力创造一个优美的病房外活动的场所，护理人员协同病房其他医护人员营造一个优美、安静、清洁、舒适、空气清新的病房内环境，这有助于病人产生良好的心理效应，也有助于病人的康复。

第六节　精神病人的护理道德

一、精神病人的护理特点

精神科护理人员的工作对象是患有各种精神疾病的病人，与躯体疾病不同，精神疾病主要表现在精神和行为的异常。病人的心理状态紊乱，难以理解客观事物，不能适应社会生活。在护理过程中，精神病人或多或少地缺乏对疾病的自知力，配合治疗困难，甚至强烈反对检查、护理。在护理管理中，许多精神病人在病态下无法控制自己的行为，自伤、自毁甚至敌视医护人员，给病房管理增加了复杂性。在治疗过程中，因精神疾病的发病机制一般不清楚，复发率较高，在临床护理时要注意观察药物的毒副作用、疗效，不能随意减药或停药，以防止复发。

二、精神病人的护理道德要求

1. 尊重病人的人格

一个人得了病是不幸的，而得了精神病就更为不幸。我国有位精神病学专家曾说过："内外科病人的病史是笔墨写的，精神病人的病史是血和泪写的。"因此，护理人员在治疗中对病人的不幸应给予同情和关怀，尊重病人的人格，否则，就是极不道德的。

2. 正确使用约束保护

精神病人缺乏自知和自制能力，不能判定和制止自己行为所产生的善、恶后果。所以，为防止发生意外事件，有时需采取强迫治疗和行为控制措施以约束病人。这是对病人、他人和社会都是有利的也是道德的，但切不可以此作为报复、威胁、恐吓病人的手段，要严格执行规章制度，采取安全措施，防止病人自伤、他伤等。如要使用人工昏迷、电休克、手术疗法等措施时，要征求病人或家属的同意。

3. 提供良好康复环境

精神病的发病原因和发病过程，大多与社会和精神因素有直接关系，而且一旦发病，病人意识不到自己有病。这就要求护理人员要为病人提供良好的康复环境。病人一旦病情缓解，决不能使他们再陷入精神刺激的环境中。

第七节　传染病人的护理道德

一、传染病人的护理特点

传染病是由各种致病性病原体引起的传染性疾病。传染病除自身的患病外，还可传染给他人，甚至造成暴发流行，危害人民群众的健康，影响国家经济建设、信誉和社会的安定。在传染病人的护理过程中，传染病房管理难度大，护理人员必须一丝不苟地执行消毒管理制度。病人住院后心理反应强烈，护理人员除了要做好护理工作外，还要做繁重的心理护理工作。由于传染病具有传染性的特点，这对护理人员提出了更高的护理道德要求。既要有同情心和责任感，还要有无私奉献的精神；既要大胆工作，又要做好自身的防护。

二、传染病人的护理道德要求

1. 勇于献身精神

护理人员必须尊重科学，以科学的态度对待传染病，根据传染病的传播规律，严格地执行隔离消毒制度,正确掌握无菌技术,以达到控制传染源的传播和防止交叉感染的发生。护理人员还要限制探视、陪住家属。在传染病的护理过程中,护理人员和传染病人朝夕相处,抢救危重病人,特别是接触和清除具有传染性分泌物、呕吐物、排泄物等时,尽管非常谨慎,然而受感染的机会仍要比护理非传染性疾病病人受感染的机会要多。因此,护理人员要有尊重科学和为科学献身的精神。

2. 注重心理护理

传染病人住院后,重要的心理特征是忧郁反应。病人除了担心自己的就业、升学、入伍等社会权利的丧失,还担心婚姻、恋爱和正常的生育受到限制,担心会给家庭带来许多不便,担心受到社会的歧视等,常会丧失生活的信心。因此,护理人员要使病人处于最佳的心理状态接受医疗和护理,护理人员除了要有熟练的技术外,还必须注重心理护理,以满腔的热情和高尚的道德情感去温暖病人的心,帮助病人解除其顾虑和具体困难,宣讲疾病知识,增强病人战胜疾病的信心与毅力,以便病人尽快康复。

3. 要向社会负责

我国坚持"预防为主"的方针,使不少传染病以惊人的速度得到消灭、控制或减少,从而改变了我国的疾病谱和死亡谱。传染病已不再是威胁人类健康的主要疾病。在护理过程中,首先,护理人员应加强对传染病人的管理和可疑病人的隔离观察,要注意消灭病房内动物传染源。其次,要按卫生标准做好消毒工作。第三,要加强卫生宣传,普及卫生知识,积极动员群众做好预防接种等。传染病护理人员要以社会公共利益为根本出发点,对人群采取积极的保护措施。在处理病人与社会的利益关系时,应提倡以社会利益为重。对社会采取保护措施,是传染病护理人员的一个重要社会责任,应该引起足够重视。

第八节　心理护理道德

随着医学模式的转变,使人们更加深刻地认识到心理因素与疾病的关系,人的心理活动与生理活动是密切相关的。在护理过程中通过一系列良好的心理护理措施(语言、行为、态度、表情和姿势等)影响病人的感受和认识,可改变病人的心理状态和行为,使其配合治疗,促进康复。

一、心理护理的特点

(一) 心理护理的概念

心理护理是指通过护士的行为、言语、态度、表情和姿势等,改变病人的心理状态和行为,使之有利于疾病的转归与健康的恢复。护理的服务对象不仅仅是一个患了病或者需要得到照顾的人,而且是有感情、有道德、有法律地位的人。病人因年龄、性别、籍贯、民族、文化、信仰、职业和经历的不同，而有不同的心理差异；病人因患疾病种类、病程、病情的不同，而产生诸如恐惧、焦虑、期待、挫折等不同的心理活动。因此，研究病人心理需要和心理问题，探讨心理护理道德要求是我们面临的一个重要课题。

（二）心理护理的特点

心理护理的道德特点是全面满足病人的心理需要和解决病人的心理问题两个方面。病人的心理需要是指进入病人角色后对生理和社会要求的反映。病人的心理问题是指由病人疾病本身及医疗环境、医疗活动所引起的心理反应。病人的心理需要和心理问题的内容很多，简述如下：

1. 病人的心理需要

病人的心理需要是各种各样的，不同的病人，不同的疾病，或在疾病的不同阶段上会有所变化。但是病人总的要求是：精湛的医疗技术，高尚的护理道德，细致入微的护理，合理营养的饮食，舒适安宁的环境，被了解和被尊重，被接纳和有所属，了解有关疾病的知识，有安全感，有适当的文娱活动和精神生活等。要求的最终目的则是尽快就医和早日痊愈。

（1）希望被人尊重：病人常会觉得因有病而失去价值或成为他人的负担，产生自卑心理，希望得到重视与尊重，常认为被尊重就会得到较好的治疗和关照。有些病人常有意无意地透露或表现自己的身份，从而引起他人的尊重。因此要帮助病人感受到自己是重要的、是被重视的、是可尊敬的。如礼貌地称呼病人，热情地接待他们，与病人初次见面时介绍自己的姓名，听取病人意见，尽可能让病人做些力所能及的事情，使他感到被承认、有价值。

（2）希望被人理解：病人住院后，改变了原来的生活环境，接触的都是陌生人，病人希望在医院、病房与周围人建立友好的关系，获得深厚的友谊，得到亲人、朋友及周围人们亲切的关怀和理解。特别是在危重或紧急情况下，要给予更多的理解和帮助。当病人感受到医护人员、亲人、朋友都理解他、欢迎他、照顾他、帮助他时，就会感到安全、有所归属，就能以良好的心理状态接受护理和照顾。

（3）希望了解病情：往往是患有未确诊甚至比较严重疾病的病人，或者是虽已明确诊断但对预后等情况不甚了解的病人，以及对周围的一些情况不熟悉的住院病人十分渴望了解自身病情。因此病人的以下几种欲望是十分强烈的：病情、诊断、治疗的信息；治疗护理的安排和怎样配合治疗、护理的信息；有关病情的发展、预后的信息；有关医院的情况、生活制度的信息等。当病人能及时满足这些欲望时，就会感到被尊重，自信心就会增强，与医护人员的配合也就会更主动和更密切。

（4）希望舒适环境：病人因病来到一个新的环境，并且伤痛缠身，常产生寂寞、空虚与苦闷的心理，造成烦躁、不安与焦虑。病房环境直接影响到疾病的恢复与健康。要保持优美舒适、空气新鲜、清洁安静的病房环境，还要不断美化医院环境，尽可能使之园林化，给病人一种愉快、舒畅的心理感受。造成病房轻松融洽的气氛，从而使病人感受美的情感，陶冶高尚的情操，坚定战胜疾病的意志。

2. 病人的心理问题

一个健康人转入病人角色后，在心理活动中从认知、情绪、意志、性格等方面都会产生不同程度的变化，出现许多心理问题：

（1）焦虑心理：焦虑是预期要发生不良后果时的一种复杂情绪反应，其主要特征是恐惧和担心。病人的焦虑心理一般可分三类：① 期待性焦虑。常见尚未明确诊断或初次住院病人，不了解自身疾病性质和预后而产生的焦虑反应；② 分离性焦虑。病人住院与家属、亲朋、同事、单位分离，便会产生分离感而伴随情绪反应，特别是依赖性较强的儿童和老年人；③ 阉割性焦虑。这是一种针对自我完整性的破坏或威胁而造成的心理反应，常见手术切除某脏器或部分肢体的人。

（2）猜疑心理：猜疑是一种消极的自我暗示，它是缺乏根据的猜测，会影响人对客观事物的正确的判断。病人因住院加重了猜疑心理，听到医护人员低声细语，就以为是在议论自己的病情，觉得自己的病情加重甚至不可医治了；对别人好言相劝也半信半疑，甚至曲解别人意思；总担心误诊，怕服错药，常胡思乱想。

（3）期待心理：病人的期待是指向未来的美好想象的追求。一个人生病后，不但躯体发生变化，心理上也经受折磨。因此病人期待得到同情和支持，得到认真的诊治和护理，急盼早日康复。期待心理是一个人渴望生存的精神支柱，是一种积极的心理状态。有所期望，有治愈的渴望，有助于病人调动主观能动性与疾病作斗争。

二、心理护理护士的素质

心理护理的根本任务在于根据病人的心理活动的发生、发展与变化，探索病人的心理活动规律，以最佳的心理护理措施来影响病人心理活动，使之有利于疾病的康复。因此，心理护理对护士素质提出了严格的要求。

（一）护士的情感

护士的情感对于病人有直接的感染作用，特别是对暗示性比较敏感的病人，这种感染作用更为突出。所以，良好的情感品质是进行心理护理所必须具备的。

1. 富有同情心

我们常说“对待病人如亲人”，“不是亲人，胜似亲人”。这就是对待病人富有同情心的具体表现。护士应该以真诚的同情心对待病人，在各项临床护理中都要想到病人的心理需求，不发生感染和差错事故，使之少受痛苦。有了同情心，才能真诚地爱护病人，做到无微不至地关怀病人，满腔热情地为病人服务。

2. 热情耐心

与病人接触时应该保持愉快的情绪，经常以笑容相对，以自己的开朗、乐观情绪来影响病人的情绪，鼓起他们战胜疾病的信心，对某些解决不了的问题，或是不尽合理的要求，应该给予及时与耐心的解释，即使是反复多次地提出也要不厌其烦地解释。对待病人要有宽容和让步的精神，即使是曾经对自己不礼貌、冲撞过自己的病人，也应宽宏大量，善于谅解，以同样的热忱对待他们。

（二）护士的能力

1. 敏锐的观察能力

敏锐的观察能力，指对病人病情变化和心理活动情况的观察能力。护士要善于从病人的表情、言语和行为等方面，了解他们的性格、爱好、习惯，了解他们的心理需求，发现他们的内心活动及病情变化的预兆等。这样可以达到较好的、预期的护理效果。

2. 良好的思维能力

在护理工作中，护士不可能直接观察到病人的全部心理活动，但可以通过某些现象和凭借对人体正常情况的知识，进行推理判断而了解病人的心理变化。体现在具体的病人身上则会由于年龄、性别、文化素质、性格特征诸因素而各有差别。因此，护士要善于全面考虑病人心理因素与疾病的关系，生活情况与周围环境的关系，疾病过程中不同阶段的变化等。思维的敏捷性和正确判断力是护士不可缺少的心理品质。

3. 良好的记忆力

护理人员必须培养准确快速的记忆能力。护士如果记忆力不好或记忆错误都会造成不良后果，尤其是对病人说过的心里话不加记忆，不帮助他们解除痛苦，将会失去病人对护士的信赖，也可能为病人带来新的苦恼。

4. 良好的语言能力

作为护士要善于运用语言表达，作好心理护理。要想语言表达精确并收到好的效果，就要有与人为善、尊重他人和自重自爱的心态，选择易于对方接受的方式、方法与内容，中肯的语言，和蔼的态度，清晰的声音，伴有良好的体态语言（手势、表情），这些对病人来说犹如一剂良药。护士的语言应善于联系病人的思想实际，符合病人的理解水平，帮助病人稳定情绪，树立信心，变消极状态为积极状态，从而主动配合治疗和护理。

5. 熟练的操作能力

护理技术操作能力是护士必须具备的基本功。具有熟练的技术操作能力，可以提高治疗效率，减轻病人的痛苦。而熟练的技术操作能力需要多方面的组织能力来配合。

（三）护士的性格和气质

在护理实践中，不要由于病人的职位、地位、经济收入、外表长相等差异而以不同的态度来对待，要坚持平等待人、处事公正，以取得病人的信赖。护士应该具有冷静的头脑和果断处理事情的能力。在遇到抢救危重或急症病人等特殊情况时，能够做到迅速果断、有条不紊地组织抢救工作。护士的冷静果断，可以稳定病人及其家属的情绪，使他们很好地配合抢救工作，以达到预期的效果。护理工作的范围相当广泛，内容相当复杂，要求又相当严格，所以必须具有充沛的精力，工作时注意力高度集中，才能做到精益求精，取得良好的护理效果。

三、心理护理的道德要求

随着医学模式的转变，心理护理日益成为重要的不可忽视的问题。护理人员要做好心理护理，不仅要加强自身护士素质的培养和锻炼，还必须遵循以下的道德要求。

1. 要有事业心

事业心是道德水准的体现。护理事业是党和人民需要的事业，从事这个专业的护士应该热爱护理专业，有高尚的道德情操，一个护士要是缺乏事业心，她就缺乏根本的护理道德。护士应该忠诚于自己的事业，把自己的精力全部献给护理事业，一心扑在工作上，刻苦钻研护理科学，这是做好心理护理必需的。

2. 要有责任心

责任心是道德信念的体现。高度的责任心是做好心理护理的关键。护士的表现不仅仅体现在遵循与坚持护理常规、各种操作规程、医院的规章制度等方面，而且还应该体现在护士应准确、全面地了解每一位病人的心理特点上，根据具体情况满足病人对护理的心理需求，重视心理护理就像重视手术治疗和药物治疗一样，充分认识心理护理在治疗中的地位，帮助病人克服困难，战胜疾病。

3. 要有同情心

同情心是道德情感的体现。护士应以真诚的同情心对待每一位病人，在各项临床护理中都应想到病人的心理需求。病人希望少受痛苦，不发生感染和差错。因此，在护理实践中，护士应耐心、细心、轻柔、体贴，做到不是亲人胜似亲人。尊重病人的人格，对任何病人一视同仁，为病人保密并尊重他们的隐私权，这是护士应有的道德情操。

4. 要有好环境

病人住院不但有因疾病引起的躯体不适，同时，也有因环境改变引起的适应不良而导致的心理障碍。如果能为病人创造一个整齐、清洁、安静、舒适、安全的环境，将对病人的心理调节有重要的意义，它有利于病人精神和身体的康复，增强治疗效果。而不良的因素会使病人没有安全感，适应困难，出现消极情绪，不利于病人的合作和疾病的康复。因此，护士应努力避免一切不良因素，创造一个有利于病人康复的良好环境。

第九节　临终及尸体护理道德

一、临终病人的护理道德要求

1. 临终概念

凡是由于疾病或意外事故造成机体主要器官的生理功能趋于衰竭，生命活动趋向终结的状态，濒临死亡但尚未死亡者，谓之临终。按美国 Koble-Ross 的意见，临终病人心理过程大致分为以下五个阶段：

（1）否认：病人不承认自己患了绝症或病情恶化，认为可能是医生的错误诊断，企图逃避现实，表现为心神不宁。

（2）愤怒：病人已知病情严重或预后不佳，但气愤命运捉弄自己将失去健康的生命。

（3）乞求：病人承认患病的严重后果，期待医护人员能妙手回春或延长生命，以便能完成未了的心愿和活动。病人常常忐忑不安，时而安静，时而烦躁。

（4）抑郁：病人已知治疗无望，必死无疑，将离开人间，面对许多未尽的事情而感到极度的伤感、抑郁。

（5）接受：病人面对死亡现实，对后事有了安排，表现平静、安宁。

2. 临终病人的护理道德要求

（1）做好心理护理：护理人员要认真做好病人的思想开导工作，从语言或非语言的表情和暗示中了解病人的需要，尊重其意愿，满足合理要求。在病人床前不宜耳语，要让病人知道的事情一定要说清楚。

（2）满足病人生理需要：补充营养和液体以延长生命。做好眼睛、口腔、皮肤的护理，保持舒适的卧位及大小便的通畅，尽量减轻病人的痛苦。

（3）保护临终病人的权利：一些病人虽已进入临终期，但还未进入昏迷状态，思维力和想象力尚存，仍有维护自己利益的权利。护理人员应注意尊重维护他们的权力和利益，如允许病人保留自己的生活方式，选择死亡的方式，保守隐私权等。病人临终前，护理人员应尽量安排他与亲人会面的机会，让他们说完自己的心里话。

总之，护理人员要像对待其他可治疗的病人一样平等地对待临终病人。

二、尸体护理的护理道德要求

1. 死亡概念

死亡是指机体的生命活动及新陈代谢的终止。医学上将死亡分为三期：① 濒死期：病人可表现为循环衰竭，肌张力减退，呼吸表浅或极慢，各种深浅反射逐渐消失，神志不清但有时尚存。② 临床死亡期：呼吸、心跳停止，瞳孔散大固定，反射性反应消失，心脑电图电波平直。③ 生物学死亡期：尸斑、尸冷、尸僵、尸体腐败等。护理伦理学所指的死亡期相当于临床死亡期。

2. 尸体护理中的护理道德要求

尸体护理的目的是使尸体清洁无味、无渗液、五官端详、肢体舒展、易于鉴别。护理人员对死者进行良好的尸体护理，既是对死者的尊敬，又是对亲属的安慰。因此，在尸体护理中应遵循以下道德要求：

（1）严肃、认真：在尸体护理中护理人员应严肃、认真，尊重死者，不随意摆弄及暴露尸体。动作敏捷、果断，不拖延时间，以防尸体僵硬造成护理上的困难。

（2）对他人、社会负责：为避免惊扰其他病人及避免恶性刺激，临终前应将病人移至抢救室或单间病室。遇有传染病人死亡，死者及病室及其所用物应给予彻底的终末消毒,以防传染病扩散、传播。

(3) 遗嘱、遗物处理:护士应尽心尽责处理好死者的遗嘱及遗物。死者的遗嘱应移交死者家属或单位领导,切勿到处乱讲遗嘱内容。其遗物应清点交给家属,如家属不在,应由两名护士清点、记录交有关人员代为保管,并通知家属认领。切不可草率从事,更不能将死者贵重物品占为已有而做违犯道德以至法律的事。

(4) 做好死者家属工作:护理人员要劝导家属节哀保重,让他们了解到医院已对自己的亲人尽了最大努力,面对现实,化悲痛为力量,安排好将来的工作和生活是对自己亲人所做最好的行动,让他们得到心理安慰。

护理伦理案例

病人周某,因患结肠癌去某医院住院手术,手术中因血压低需用多巴胺维持,当多巴胺输入 30 mL 时血压回升。2 小时后血压平稳(140/80 mmHg)。医生减少多巴胺浓度时,护士发现多巴胺是从硬膜外管输入的,此时多巴胺已输入 80 mL。医生得知后,在家属在场的情况下批评了护士,因此家属认为是医疗事故。

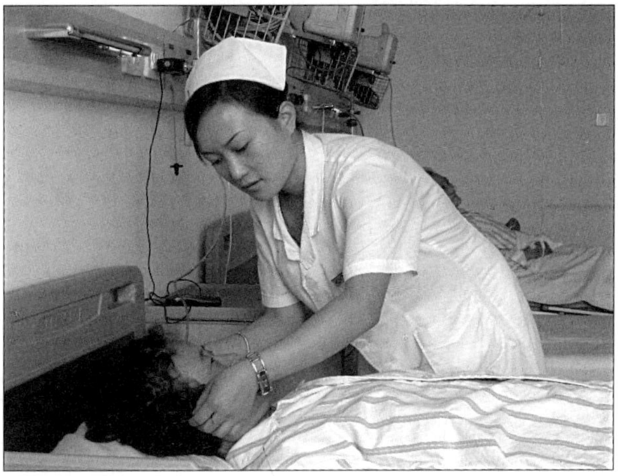

经有关专家会诊一致认为,从硬膜外管输入多巴胺,对病人不会产生任何不良反应,但药典中尚无多巴胺经硬膜外管输入的使用说明。医患纠纷的发生是因为家属知道了真相,否则可以避免。

【伦理分析】

1. 该案例属一般性差错(因给药途径错误),病人及家属对此有知情权。因此应告知家属真相,这是尊重病人或家属权利的表现,而且作为医护人员也应该诚实待人,有了差错就应如实地向病人家属说明,这是护理道德的要求。

2. 医生当着家属的面批评护士的方式是不恰当的。因为在事实经过及产生的后果还不完全清楚的情况下,告知病人及家属会使他们产生误解,也会给病人带来不良的心理刺激。因此,医生违反了医疗保护的原则,也造成了不必要的医患纠纷。在事实真相弄清楚以后再告知家属事实的真相和批评护士,这样做才能有利于良好医患关

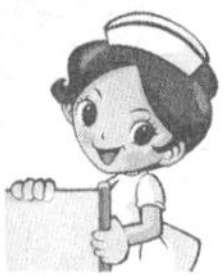

系和医护关系的建立。

思考题

1. 简述危重病人的护理特点。
2. 叙述手术病人的护理特点。
3. 谈谈妇儿、老年病人的护理道德要求。
4. 怎样遵守传染病人的护理道德要求？
5. 什么是心理需要？
6. 怎么对待病人心理问题？
7. 如何遵守心理护理的道德要求？
8. 心理护理对护士素质要求有哪些？
9. 临终病人的心理分期是什么？
10. 如何进行临终病人的护理？

第九单元

生育控制与优生护理道德

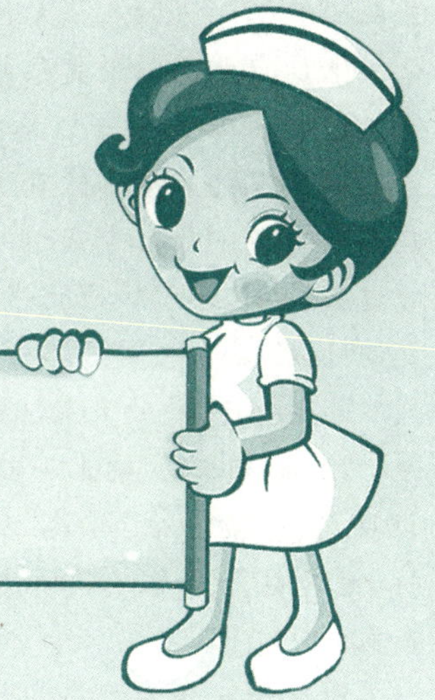

学 习 目 标

1. 了解我国计划生育的政策。
2. 掌握节育手术中的道德要求，树立关心妇女儿童权益的观点。
3. 熟悉产妇的心理状态，树立贯彻计划生育政策和保护妇女健康相统一的观点。
4. 熟悉产前诊断和围产期保健道德和缺陷新生儿的处理原则。
5. 了解马克思主义的人口观和生育观。
6. 了解提高我国人口素质，优生学宣传教育。

计划生育、优生优育，提高人口素质，是我国的一项基本国策，计划生育和优生优育关系到家庭幸福、国家民族繁荣富强的伟大事业。因此，搞好计划生育和优生优育，重视计划生育和优生优育中的护理道德，是护理人员一项义不容辞的责任。

护理伦理故事

第39届南丁格尔奖获得者——叶欣

叶欣1956年出生于广东徐闻。1974年被招进广东省中医院卫训队。1976年毕业留院工作。1983年，叶欣被提升为急诊科护士长。2009年9月14日，她被评为100位新中国成立以来感动中国人物之一。

2003年春节前后，传染性很强的非典型肺炎开始在广州一些地区流行。随着“非典(SARS)”病人的急剧增多，广东省中医院急诊科护士长叶欣，身先士卒，冲在第一线。一个“非典”重症病人的抢救往往会有多名医护人员付出生命的代价。面对肆虐的“非典”危险，死亡那么真切地走向医护人员。“这里危险，让我来吧！”既是叶欣同志的肺腑之言，更是她人生的座右铭。叶欣同志还默默地作出了一个真情无愧的选择——尽量包揽对急危重“非典”病人的检查、抢救、治疗、护理工作，有时甚至把同事关在门外,声色俱厉,毫无协商的可能。她深知,也许有一天自己可能倒下,但能够不让或少让自己的同事受感染,她也心甘情愿!

2月24日上午一位急症病人需要手术,但检查的结果却被证实:是非典型肺炎!紧接着病人的病情急转直下,一切严重的症状都出现了,这是一位"毒"性极大的重症病人!叶护士长与专家组的成员迅速展开了抢救:气管插管、上呼吸机。时间一分一秒过去,病人终于从死亡线上被拉了回来。可"非典"病毒就在这时侵袭了体力严重透支的叶欣。

3月4日,叶欣开始出现发热症状,不得不到病房隔离留观。病魔终于没有放过她。经确诊,叶欣染上了非典型肺炎。多少人的努力都没能挽留住叶欣匆匆离去的脚步,在传染给她"非典"的那位病人健康出院后不到一个星期,3月24日凌晨1:30时,优秀共产党员叶欣同志永远离开了她所热爱的岗位,离开了她所眷恋的战友和亲人!

叶欣等三位为抗击"非典型肺炎"殉职的医护工作者被卫生部追授为"人民健康好卫士"的称号。叶欣被追授2003年第39届南丁格尔奖章。在叶欣光荣的护理生涯中,她的温情护理不知感动了多少绝望的病人。救死扶伤已经化成了她生命的一部分,护理工作对叶欣而言几乎就是一种本能的奉献!

第一节　生育控制的护理道德

计划生育是社会发展的产物,是人类生命观、人口观和生育观的一场思想变革,是我国的一项基本国策,是利国利民、造福后代、功在千秋的伟大事业。计划生育,一方面要控制人口数量,另一方面要提高人口素质。医护人员义不容辞地担负着为计划生育提供现代医学技术服务的职责,这是党和国家赋予我们的一项光荣而艰巨的任务。因此,我们要树立马克思主义生命观和人口观,明确计划生育的意义和政策,坚持正确的道德原则,抛弃旧的伦理观念,接受新的伦理思想,努力适应医学的生物—心理—社会模式,控制好人口数量,不断提高人口质量,为建设中国特色社会主义做出贡献。

一、生育控制的重大意义和政策

(一)马克思主义生命观和人口观

生命和人口的观点,是计划生育和优生学的基础。因此,要克服计划生育和优生工作中旧的伦理道德观念的阻力,就必须树立正确的生命观和人口观,用新的道德观念来看待生命和人口问题。

1. 树立马克思主义生命观

生命观就是指人们对生命的基本看法和观点。马克思主义生命观就是对生命的科学看法和态度。生命观是随着社会发展而发展的，是随着人类认识的提高而逐渐趋于正确的。节育、绝育、流产、引产等手段的采用，不可避免要涉及生命观的伦理问题。生命观的正确与否，对计划生育和优生工作有着直接的影响。在人类认识的历史发展中，对生命的看法，有三种观点：最早的是生命神圣论，这种观点一直延续到现在。在遗传学和优生学兴起之后，又出现了生命质量论和生命价值论。在这些论点中，都涉及生命从何时开始的问题。大致有以下几种观点：

（1）认为人的生命是从受孕开始的：这种观点认为胎儿就是神圣不可侵犯的生命。这种观点在医护道德上也有反映，从希波克拉底《誓言》中的"尤不为妇人施堕胎术"和中国古代医家认为堕胎是杀害生灵，直到 1949 年世界医学会日内瓦协议中还明文规定："即使受到威胁，我也将以最大的努力尊重从胎儿开始的人的生命。"至今，世界上一些国家受这种落后生命观的束缚，仍然认为堕胎是残杀生灵的罪恶，一些医生也把"不为妇人施堕胎术"作为遵守医德的标志。但是，随着社会的发展，人类认识的进步和人口观的演变，这种生命观也在发生变化，进而被否定。在我国，和许多数发达国家，堕胎术不再是非法的、不道德的，避孕和人工流产，不仅被认为不是杀生的手段，而且是节育和优生的措施。

（2）认为人的生命从妊娠 28 周左右（即胎儿有独立生存能力时）算起：这种观点认为，早期中断妊娠不算杀生（人），但大多数中期妊娠引产，特别是晚期引产是杀生的不人道行为。这种观点是不够科学的，它不符合马克思主义关于人的本质的论述。胎儿实际上算不上完整意义上的人的生命，这种观点还把出生后不能成为生命的无脑儿等也算是生命。当然，这种观点不利于计划生育和优生工作的开展。

（3）认为胎儿离开母体才算生命开始：这种观点认为，处理宫内胎儿不违反人道主义。应当说，这种观点具有一定的科学性。但是随着人口的发展，人口数量和人口质量关系的变化，人们对于生命质量和生命价值的认识不断提高，就提出了处理残废和遗传病新生儿的问题，要求生命观对此作出回答。而这种生命观不能正确回答这个问题，因此是不完善的。它不利于达到计划生育"生一个、活一个、健康一个、聪明一个，提高人口素质"的要求。

（4）认为胎儿离开母体后得到社会承认才算是生命开始：这种观点认为，人的生命有两重性，即生物性和社会性。也可以说，人的生命既不能离开社会关系独立存在，也不能离开生物学存在来谈论人的生命，人的生命是生物性和社会性两者的统一。这是在遗传和优生学兴起以后出现的，把生命神圣论、质量论和价值论统一起来看待生命的生命观。这种生命观科学地回答了什么是人的生命（即人的生命从何时算起）的问题，符合马克思主义认为人具有两重性，人的生命既有自然属性（生物性），又有社会属性的观点。符合马克思主义关于人的本质，在其现实性上"是一切社会关系的总和"的理论，是马克思主义的生命观。它为医护人员执行计划生育政策，正确处理残废和遗传病新生儿提供了科学依据，为控制人口出生的数量，提高人口出生的质量开辟了道路。

2. 深刻理解马克思主义的人口观

所谓人口观，是指人们对人口问题的基本看法或观点。自古以来，我们民族对待人口的观点是:认为人丁兴旺是国家繁荣和家庭美满的重要标志。人们常以"多子多福"、"早生贵子"等作为贺词,认为人口越多越好。但是,随着社会的发展进步和人口迅速增长,陈旧的人口观逐渐被打破。人们对人口问题逐渐有了新的认识,认识到计划生育和优生既是科学问题也是道德问题。

近百年来,世界人口猛烈增长。有人推算,按此速度增长,900 年后全世界将有 6 000亿人,地球上每 1 平方米就有 100 人。因此,人们认识到人口的一般规律是:人类自身生产必须与物质资料生产相适应。只有物质资料生产和人类自身生产之间保持最优的比例关系,人口数量和质量达到一定程度,才能使劳动者和生产资料很好地结合,以最快的速度推动社会物质资料生产向前发展,从而才能充分满足人类最大限度的物质和文化生活需要。马克思主义人口学认为,社会人口的多少,究竟是好事还是坏事,必须以其是否有利于社会的发展为依据,人口问题,是指影响人类生存和发展的各种问题的总称。它包括人口社会问题和人口经济问题。当人口因素作用于社会生活的各个方面,出现的婚姻、家庭、教育、就业、就医、治安等问题,称为人口社会问题;当人口因素作用于经济方面,所引起的环境、资源、生态等问题,称为人口经济问题。我国目前存在严重的人口问题:人口基数大,增长迅速,农村人口比重大,占全国总人口 70% 左右,经济文化落后,存在早婚、早育、计划外生育等。人口素质低。我国文盲、半文盲人数约 1.8 亿,占全国总人口 1/6,还有 5 000 多万残疾人口,加上低能、弱智人口,数字更为惊人。我国人口问题包含尖锐的矛盾。主要有:人口多与耕地少的矛盾;人口多与就业难的矛盾;人口多与人均收入少的矛盾;人口数量多与人口素质低的矛盾;人口多与积累少的矛盾。人口问题是世界性的问题。人口的迅猛发展,直接影响经济的发展、环境的保护和资源的利用,影响生态平衡,对人类生存构成了极大的威胁。人口政策是每个国家政府对本国人口过程施加影响和干预的具体规定和措施,以求达到一个理想的人口社会结构,有利于社会的发展和进步。人口社会问题和人口经济问题,是人口政策的依据。我国是世界上人口最多的国家,人口总数增长过快,已经同物质资料增长很不适应,并给我国经济带来很大压力,给社会带来沉重负担。马克思主义人口理论告诉我们,人口发展一定要与社会经济发展相适应。这是一条不以人们意志为转移的客观规律。人们只能掌握和运用这一规律,不能违背这一规律,否则就要受到规律的惩罚。根据我国人口的现状和发展趋势,从国家、民族和人民的整体利益出发,必须认真执行控制人口增长和加强环境保护的基本国策。这是我国人口政策的要求,也是每个公民应遵守的社会公德。

(二)计划生育的意义

计划生育是指国家根据人民的利益,制定人口增长的规划,人们按此要求结合自己的意愿和条件,采取科学的方法,有计划地控制、安排结婚和生育时间、生育胎次、间隔等。使人口增长与社会经济发展相适应,与资源利用,生态环境相协调。我国党和政府对实行计划生育、控制人口增长极为重视,并作出一系列指示,提出了严格控制人口增长是我国的重大战略决策,实行计划生育可以使中国更快地发达起来等重要观点,为解决我国人口问题指明了正确的方向。由此可以看出,实行计划生育具有重要意义，我们要站在建设有中国特色社会主义这个全局的高度，自觉地坚持计划生育这项基本国策。我国实行计划生育，是由我国国情和社会主义现代化建设需要所决定的。我国最突出的国情是人口多、底子薄、耕地少、人均资源匮乏、人均占有财富居世界后列。毛泽东在《关于正确处理人民内部矛盾的问题》时曾提出“我国人多，是好事，当然也有困难”。[①]当时中国只有6亿人口，而现在则有13亿。我们必须认识到：人既是创造者，又是消费者，在生产力还不够发达的条件下，人多就会给吃饭、教育、就业等带来一系列严重问题。我们要赶上世界发达国家，必须严格控制人口增长，否则人口就会盲目增加，人口素质也将相应下降，经济发展的人均水平的提高就会受到严重影响。中国要发展，必须在发展经济的同时，认真实行计划生育政策，这也是在建立社会主义市场经济体制的条件下，我国政府对人口增长所发挥的调控职能。实行计划生育是每个公民应尽的义务，也是个人对国家和社会所作的奉献，是高尚道德的表现。实行计划生育，是社会文明进步的表现，是婚姻、家庭、生育领域里，破除旧观念、树立新风尚，移风易俗的一场思想革命。

（三）计划生育是基本国策

计划生育是我国的一项基本国策。这是由马克思主义人口理论和我国基本国情决定的，是党和政府从我国经济发展的战略目标出发作出的战略决策，是21世纪中叶我国人均国民生产总值达到中等发达国家水平目标的保证，也是实现中华民族长治久安、造福于子孙后代的一项重要措施和保证。计划生育政策，是指调节人口生育过程的准则。它是一个国家的政府为了实现一定历史阶段的目标和任务，对全社会人口的生育过程进行有计划的调节而制定的各种规定性措施的总和。目前，我国政府实行计划生育政策的基本内容是：控制人口数量，提高人口素质；具体要求是：提倡晚婚晚育，少生、优生、优育。晚婚，是指按法定年龄推迟三年以上，即男子25周岁，女子23周岁以后初婚为晚婚。晚育，妇女24周岁以上生育第一个孩子的为晚育。少生，推行一对夫妇只生一个孩子，严格控制第二胎，坚决杜绝第三胎。对育龄夫妇要落实节育措施，已生一个孩子的落实可靠避孕措施，已生两个孩子的，落实永久性节育措施，计划外怀孕的尽快落实补救措施。以上政策的实行，有力地扭转了我国人口无计划增长的被动局面，并已取得了举世瞩目的成就。

控制人口数量，还必须提高人口素质。优生是提高人口素质的第一步。优生就是提高或优化初生婴儿的质量，是优育、优教的基础，是提高人口素质的重要措施。事实证明，少生与优生是密切相连的。“少更要优，优才能少”，由于要少生，人们对优生更关心，要求更高，每个家庭都希望有一个既健康又聪明的孩子。现在，有很多青年夫妇，为了保持自己独生子女的“优势”，怀孕期间任何药都不敢吃，这虽然是科学普及的结果，也说明少生才更要求优生。新中国成立后，中国人口素质有很大提高，人口健康指标有些已经接近发达国家水平。为了提高中国人口素质，必须大力控制先天性遗传疾病，增强后天教育和身体锻炼。实行优生优育，即进行婚前检查；杜绝近亲结婚，限

---

① 《毛泽东著作选读》下册，人民出版社1986年版，第782页。

制患遗传病的病人结婚；开展遗传咨询、产前诊断；加强孕妇保健和环境保护；制定优生法律。由于采取这些措施，已经使中华民族的人口素质有了较大提高。

综上所述，计划生育是我国的一项基本国策，它不仅关系到中国特色的社会主义建设和人民生活水平的提高，而且关系到中华民族的繁荣昌盛和子孙后代的幸福，功在当今，利在千秋，每个公民都必须自觉遵守党和政府制定的计划生育方针、政策，为我国社会主义现代化建设做贡献。

二、生育控制工作中的道德要求

我国卫生部《计划生育技术管理条例》第一章第一条明文规定："实行计划生育是我国的一项基本国策。计划生育技术工作是卫生部门的一项重要任务。"这就是说，医护人员为计划生育提供现代医学技术服务，是党和人民赋予我们的一项义不容辞的光荣职责。做好这项工作，要求我们在履行职责的过程中，既要掌握现代医学技术，同时还必须重视计划生育工作中的道德问题。

（一）实行节育手术中的护理道德

在我国，现代节育技术除用于因健康和疾病的原因不宜妊娠、生育者外，主要是用于计划生育和优生工作。现代节育技术是一项政策性很强的工作，具有较大的社会影响。医护人员从事节育技术工作，是有利于国计民生的正当职业行为，是社会主义医护道德的一种具体表现。

节育手术既是技术工作，又含道德意义。为了顺利开展手术，卫生部和国家计划生育委员会曾联合下发了《节育手术常规》，卫生部还专门制定了《计划生育技术管理工作条例》（试行），除规定计划生育是卫生部门的一项重要任务外，还强调"必须贯彻避孕为主的方针，推广综合节育措施。努力提高节育效果，降低手术并发症的发生率，保护受术者的安全与健康"。因此，我们护理人员要端正思想，加强护德修养，树立全心全意为受术者服务的思想，在施行节育手术中严格执行《节育手术常规》，以高度的政治责任感和严肃认真的科学态度，确保受术者的安全与健康，保证计划生育工作任务的完成，并在工作中体现出高尚的道德。

1. 严肃认真，高度负责

因为节育手术绝大多数是在健康人身上进行的，因此，比一般的医疗护理工作具有更高的要求，它不仅关系到受术者的身体健康，而且由于医护人员工作的好坏在社会上影响很大，这就要求我们在工作时要做到严肃认真、高度负责，严格掌握手术的适应证和禁忌证，严格执行无菌操作和手术常规，认识到"我们的一刀子，关系到受术者的一辈子"。一刀一剪、一针一线都要体现出我们高度的责任感，把每一例手术都当做第一例手术去做，来不得半点马虎，每个动作都要做到稳、准、轻、好，自始至终，尽量减少病人的痛苦和手术并发症、后遗症，杜绝医疗护理事故的发生。

2. 关心体贴，全心全意

我们开展节育手术时，一定要做到热情接待、关心体贴受术者，在术前做好必要的说明以解除受术者的思想顾虑，尤其对待绝育手术者，不仅要热情，还要掌握手术时机，并在术前解释说明人体生殖器官的生理规律及手术过程，避免把手术后一切可能发生的各种生理现象全部归咎于绝育手术。总之，我们在工作中，要做好受术者的思想工作，消除他们的心理负担，全心全意为受术者服务。不管工作是否繁忙及个人心情如何，都要切忌简单化和态度生冷、强硬的做法，要使受术者在完全自愿的原则下接受手术，以保证手术效果，推动计划生育工作的开展，这也是社会主义医护道德对我们的特殊要求。

3. 刻苦钻研，精益求精

当代节育和绝育技术日新月异，越来越向安全、可靠、简便、无痛方向发展，人们对节育手术的技术要求也越来越高。因此，我们在工作中就要做到精益求精，注意观察手术效果，不断总结经验，刻苦钻研，勇于创新，尽一切努力把受术者的痛苦减少到最低限度，为受术者的利益力求选择好的操作方法，改进差的方法或缺点，这也是党和人民对我们医护人员的期望和要求。反之，如果粗枝大叶、不求上进、不懂装懂，视手术为儿戏，以致出现差错、事故等，则是极不道德的。

4. 遵纪守法，高度负责

党和国家为了控制人口数量，提高人口素质，使人口的增长同经济和社会发展相适应，把计划生育作为我国长期坚持的一项基本国策。而医学节育技术是控制人口增长的一项有效措施。因此，医护人员应以高度的政治责任感对待节育技术工作，做到遵纪守法，按规定办事，不允许弄虚作假或开假节育手术证明。此外，对某些我国政策允许再生子女而要求做恢复生育能力的受术者，一定要检查受术者的各项手续是否齐全，确认无误后方可按规定、按程序对其施行手术。一切为了骗取钱财，因私人关系、亲属等原因私自取环、私自对已节育者施行恢复生育能力手术者，不但是违法的，也是不道德的。而且这些非法行为多数是不按正当行医手续和操作常规进行的，极易造成出血、感染、穿孔及其他意外情况。我们在工作中一定要不断提高思想认识，加强自身的医护道德修养，遵纪守法，以高度的政治责任感揭露、批判、制止恶劣的行为，为计划生育工作做贡献。

（二）人工流产和引产的护理道德

人工流产和引产是指用人工方法中止妊娠，它是在避孕失败或由于遗传、疾病等原因而出现计划外妊娠的情况下，控制人口出生数量和保证质量的一项补救措施，是当前计划生育工作中必须采取的一种补救手段，是计划外怀孕者的利益和社会利益相统一的客观要求。

人工流产以早期（妊娠 12 周内）为好，胎儿小，手术较易进行，安全可靠。中期（妊娠 14 ~ 28 周），胎儿较大，手术较难，但仍可以作为避孕失败和早期人流失败的一项有效补救措施。晚期（28 周以后），中止妊娠主要采取引产形式，手术困难大，给孕妇带来的痛苦大，且有一定的危险性。严格遵守计划生育手术的适应证不仅是手术的技术要求，也是医护道德的要求。如果术前诊断不清，对术者的病史和身体情况掌握不够，或粗暴、简单操作给受术者带来不应有的损伤，以及引产下超生活婴或病残活婴，便是缺乏医护道德的表现。

在人工流产和引产操作中，为了受术者的安全，我们还必须坚持一个原则，即取得受术者的自愿同意和配合。尤其是计划外妊娠的情况，有的人受传统旧思想影响，一旦避孕失败，妊娠后不愿流产，想再生一个孩子，这就需要做思想工作，使她们想通，无论是人工流产或引产，都会给受术者带来一定的痛苦，都会影响工作和学习等，为了国家、民族和子孙后代的整体利益，育龄夫妇应搞好避孕，尽量减少人工流产，尽量避免晚期引产。

（三）正确对待非婚孕堕胎问题

近年来，在部分青年中出现了早恋、早婚、非法同居的现象，还有的搞多角恋爱、婚外恋和第三者插足，也有的则打着“恋爱自由”的旗号而玩弄异性，所有这些现象和行为都是不道德的，它不仅导致非婚怀孕呈上升趋势，还往往引起一些不良后果。而各种非婚怀孕都是不合法和不道德的，对于这样的男女当事人，都应进行道德教育。非婚孕妇与正常怀孕妇女相比，她们怕别人议论讥笑，怕名誉不好，因而有意隐瞒，有的对自己亲人也不告诉，她们的这种思想、心理甚至会导致新的疾病。所以，对这类病人的病史、病情及个人隐私，特别是在性生活方面的隐私，要注意保密，不要泄露给其他人。有的医护人员在这方面，说话不谨慎，有的对非婚孕妇女态度冷漠、歧视、操作粗暴，或者讽刺挖苦，恶言训斥及在大庭广众之下有意丑化她们或宣扬她们的事实经过，使她们身心受到严重的创伤，无脸见人，甚至有的人因此走绝路，这是不道德的。非婚怀孕是一个社会性问题，我们应当在对她们进行批评帮助和耐心教育的同时，认真为她们做手术。如果以不道德的方式或不负责的手术来对待她们，只会招致不良的社会后果，对于医护人员来说，这是不允许的。对中期妊娠引产，可能导致危险的，要向女方家长或男方说明情况，争取他们同意，这种引产、流产必须在医院进行。医护人员不得以任何方式帮助孕妇非法堕胎，并从中谋取个人利益，任何不在医院或医疗单位而私自进行的引产、流产，都是非法和不道德的，各种非法秘密的引产、流产，因环境、器具的消毒条件所限，往往给受术者的身体带来不良影响，而且将会引起一些不良的社会后果。

第二节　优生护理道德

优生学是一门以生物医学、特别是以人类遗传学和医学遗传学为基础，研究改善人类遗传的科学，也可以说是预防后代各种遗传性疾病和培养体力、智力优秀的个体的科学。它是英国著名生物学家弗·高尔顿于1833年创立的。美国遗传学家斯特恩于1960年又将优生学分为预防性优生学（负优生学）和演进性优生学（正优生学）两大支。目前，在我国，预防性优生学容易被人们接受，演进性优生学还存在旧的伦理道德观念的障碍。

预防性优生学，旨在预防或减少有严重遗传缺陷及先天性疾病的婴儿出生，研究怎样排除和降低人群中已经存在的有害基因。演进性优生学,旨在研究如何在后代中培养体力、智力上的优秀个体(如人工授精、体外授精等)。一切从事优生服务的医护人员都要掌握一定的优生学理论应用技术,以良好的医德规范自己的行为,为中华民族的繁荣昌盛做出贡献。

一、产前诊断和围产期保健的道德

产前诊断和围产期保健同婚前检查、遗传咨询一样,都是优生或优育的重要措施或环节,它们主要从预防性优生学的角度研究、指导和阻止有严重遗传性缺陷和先天性疾病的胎儿出生,提高人口素质。为此,对医护人员有一定的道德要求。

(一)产前诊断的道德要求

产前诊断是通过对胎儿特异性检查,以作出胎儿是否患有或患有何种先天性遗传疾病的诊断,是淘汰劣质胎儿,保证人口质量的一项重要措施。至今,产前诊断技术正广泛开展起来。现在,在不少地方开展了通过孕妇血及羊水甲胎蛋白检测以确诊胎儿是否患神经管畸形,通过 B 型超声波以诊断胎儿是否存在形态缺陷,人们还可以应用“羊水穿刺术”、B 超和染色体检查,进行胎儿性别鉴定和遗传病诊断。当发现胎儿有形体缺陷或患有某种遗传病时,或采取可能的措施治疗,或中止妊娠,以预防或减少痴呆、畸形等遗传病儿出生。此外,通过性别鉴定,还可以对患有 X 连锁隐性遗传病,如血友病的胎儿进行选择性流产,由此可见,产前诊断技术的开展和推广,极大地有利于提高人口素质,这项工作不仅是必要的,而且应该说也是极为道德的。

我国卫生部已制定《产前诊断常规》,这是提高人口素质的需要,也是护理道德的具体要求。因此,医护人员必须严格掌握产前诊断范围与适应证和选择性流产的标准,不断提高对遗传疾病的遗传状态的分析能力(区分正常、纯合有病、杂合胎儿)和诊断水平,认真操作,实事求是,发现问题要及时处理解决。如果发现问题而放任不管或检查马虎有问题而未发现,都是不道德的表现。当然,如果为重男轻女的思想开通行证,那更是不道德的行为,对医护人员来说也是决不允许的。

(二)围产期保健的道德

目前我国将妊娠 28 周至产后 7 天定为围产期,这是对胎儿、新生儿健康影响最大的时期,是发生妊娠并发症或合并其他疾病而引起危机的关键时期。从优生观点看,是胎儿已存活到优生的最后阶段。围产期保健,即是围绕孕产妇健康和胎儿、新生儿正常发育成长,降低围产期母儿发病率和死亡率所进行的一系列保健工作。它也是优生的重要环节。现代科学研究表明,孕妇的心理、情感、爱好、向往等,对胎儿具有胎教作用。因此,母亲的健康与情绪、心理与愿望、环境与营养、疾病与用药等,对胎儿的发育和禀赋都有很大影响,从此意义上说,围产期保健对于保证优生具有重大意义。

我们都知道,妊娠者是母子统一体,这就使围产期的医疗用药原则复杂化。医护人员必须重视这个问题,要谨慎用药,尤其对新药的选用要慎之又慎,而不能片面追求疗效而采取一般的临床用药原则或随意选用新药,否则是不利于优生的,也是不道德的。20 世纪 50 年代欧洲市场上出售的新药"反应停"作为镇静药广泛用于妊娠反应,以致引起 8 000 多例畸形胎儿的悲剧,就是很典型的例子,我们要引以为戒。在处理药物治疗和安全用药的矛盾时,应根据利和害的具体情况进行慎重用药,确定合理的剂量和疗效,力争把药物对胎儿的危害性控制在最低限度,这样做才被认为是符合道德的。

在围产期保健工作中,我们还要注意孕产妇的心理状态,关怀帮助孕产妇。我们要主动关心她们的疾苦,与她们建立良好的关系,掌握病人的生活经历、个性特征和心理状态。因为孕产妇在机体、心理、家庭和社会处于不寻常状态,她们往往有与其他病人不同的特点。比如,有的对孩子的即将出生感到不安、恐惧、焦虑,由于精神过度紧张,往往导致妊娠中毒症、早产、自发性流产、滞产、产后出血等,这就要求医护人员要对她们关怀体贴、同情她们,帮助她们创造良好的心理环境,使她们消除恐惧、焦虑等心理障碍,解除不必要的思想负担。我们还要杜绝嫌恶孕产妇、斥责甚至用不堪入耳的言语污辱她们人格(尤其对未婚孕产妇)及对她们训斥、恐吓等现象。如果我们不注意关心、同情孕产妇,对她们的痛苦不闻不问,则会使她们产生一种无依无靠的感觉,这不仅对产程有害,更易发生滞产,是很不道德的。

二、对缺陷新生儿的处理原则

计划生育的目的是,在控制人口数量的同时,提高人口质量。然而,在临床上时常会遇到产妇分娩缺陷新生儿的情况,根据我国计划生育政策和优生学的要求,我们主张:对严重缺陷新生儿可顺其自然,无须进行抢救;或是在征得家属或产妇同意后,按超生引产婴儿处理。我们认为这是符合国家和人民利益的,因而也是道德的。因此,在现代医学技术水平高度发达情况下,有许多缺陷新生儿经抢救可以活下来,如痴呆症、脊柱缺陷、脑功能障碍等,然而这样的新生儿,即使活下来也毫无意义,只会给社会和家庭带来负担和烦恼,比如痴呆症,即使活下来,也只不过是成天张口伸舌的白痴,脑严重缺陷的婴儿即使活下来,也离不开病房,到头来,虽然我们交给母亲的是一个活孩子,但也只能是精神上或肉体上的严重残废患儿。结果,社会物质被消耗,家庭经济被拖垮,儿童福利被挤掉。因此,我们要在正确的人口观、生命观的基础上,坚持计划生育和优生的原则,为控制人口数量和提高人口素质做贡献,从大处着眼,对多余缺陷的、禀赋不足、即使活下来也只能是废材的新生儿及时处理。实际上,这不仅是摆脱陈旧观念的束缚,而且是维护国家、民族和子孙后代的整体利益。这样做是我国计划生育政策和优生的要求,也是高尚道德精神的表现。

护理伦理案例

病人王某,男,3 岁。因误服炉甘石洗剂到某医院急诊。急诊医生准备用 25% 硫酸镁 20 mL 导泻,但将口服误写成静脉注射。治疗护士拿到处方心想:"25% 硫酸镁能静脉注射吗?似乎不能,但又拿不准。"又想:"反正是医嘱,执行医嘱是护士的职责。"

于是，将 25% 硫酸镁 20 mL 给病人静脉注射，致使病人死于高镁血症引起呼吸麻痹。

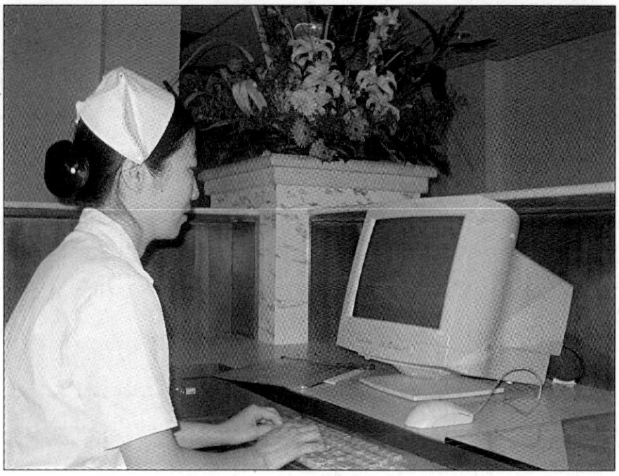

【伦理分析】

该案例中医生粗枝大叶开错了处方，而治疗护士又错误地绝对执行，这是病人死于高镁血症所致的呼吸麻痹的直接原因。起初护士对用药途径怀疑，而不去找别人商讨或是提醒医生，只是“忠实”地执行医嘱，从而违背了认真负责、尊重病人生命价值及精益求精的护理道德规范。同时，她把医护之间理解成主从型关系，而不是互补、协作和监督关系，这也是造成发生护理事故的思想根源。

思考题

1. 简述计划生育的重大意义。
2. 叙述节育手术中的护理道德。
3. 优生护理中有哪些护理道德？
4. 简述围产期保健的护理道德。
5. 简述产前诊断的护理道德。

第十单元
预防保健护理道德

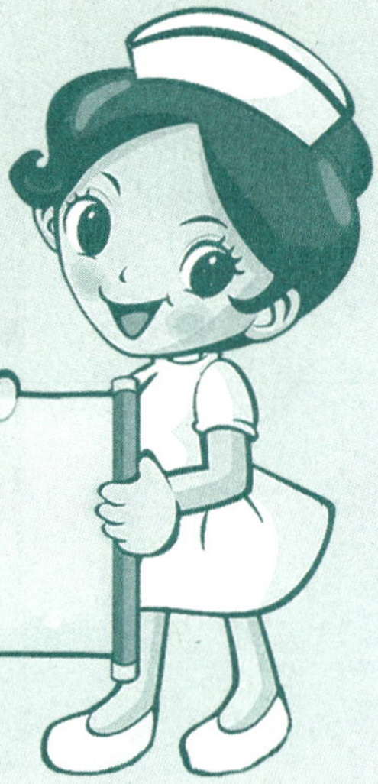

学习目标

1. 掌握预防保健活动中的护理道德。
2. 掌握康复护理的特点及道德要求。
3. 熟悉社区护理的特点及道德要求。
4. 熟悉家庭病床护理道德要求。
5. 了解个体诊所的护理道德要求。

医学模式的转变和人们健康观念的不断深化，人民群众对卫生保健的需求日益增长，促使护理工作范围从个体扩大到社区人群，从对疾病护理扩大到全身心的整体护理，从临床治疗扩大到预防、康复、保健。因此，加强护理修养，调整好预防保健与康复医学工作中的护理道德关系，对于防治疾病、保护人民生命健康、维护社会安定、促进经济发展有着重要意义。

护理伦理故事

第40届南丁格尔奖获得者——刘振华

刘振华，现任山东省济南市皮肤病防治院住院部主任，2005年，刘振华被红十字国际委员会授予第40届南丁格尔奖，以表彰她用非凡的勇气和爱心从事麻风病专科护理28年的护理生涯。如果说一个人的人生经历是一部书，那么，刘振华就是用爱书写着人生，展现着她关心、救助麻风病人的天使情怀。

1977年，22岁的刘振华从济南卫生学校毕业，被分配到了济南市皮肤病防治院麻风病住院处。28个春秋过去了，医院的护士换了一拨又一拨，而刘振华依然坚守着。在麻风病人的心里，刘振华就是播撒爱心的天使。她为腰腿疼患者买来充气床垫，为失眠病人买来保健食品，为贫困患者买来保暖内衣，为老人备下电褥子，还买回各种瓜果食品，亲手做出各种滋补品。1998 年，医院决定将刘振华调到门诊部。没想到消息传开，麻风病住院处炸开了锅。有患者提议写联名信，不一会儿几乎所有的病人都到了，一个挨一个地签上了名字，没有手指的病人就用残肢重重按上红印，表达他们想要留住刘振华的强烈愿望。医院领导进退两难，把决定权交给了刘振华自己。病人的信任和依赖，让刘振华流下了眼泪，就这样，她又一次留了下来。

善于思考的刘振华，发表了 20 多篇有价值的学术论文。她在麻风病防治与护理上探索出“以情感支持为主、人性化综合管理”的新路子。她的科学成果，已在济南及山东省推广。

第一节 社区保健的护理道德

一、社区保健的概念

社区保健是一项综合性卫生保健服务，主要面向城乡基层，实行初级卫生保健，其目的是使社区居民预防疾病、康复、增进健康。社区的服务对象是社区内的全体居民，在社区居民的积极参与下进行卫生保健服务工作。社区保健使轻病人、恢复期病人和健康人不用去医院便可就近得到保健服务，因此深受群众的欢迎。在 1998 年召开的国际护士会上，又提出了“携手共促社区保健”的主题，把社区护理工作摆到了重要的位置。社区保健工作的深入开展，使越来越多的护理人员投身于这项事业，并在治疗护理和上门服务中发挥了重要的作用。

二、社区保健护理的特点

1. 群体性

社区护理视人口群体为一整体，而不是个人和家庭。其主要工作是收集和分析人群的健康状况，然后解决这个人群中主要的健康问题，即使社区护士照料到个人与家庭，也仅仅是帮助整个人群健康中的一项工作。因此社区护理的工作任务要从照顾个体病人扩展到照顾人群、集体，甚至扩展到对全人类卫生健康负责。

2. 连续性

人类的卫生保健工作随着生命的延续而对每个人终身负责，与在医院里就诊、检查、住院和阶段性治疗是不一样的。生产力的发展和生活水平的提高使人的寿命普遍延长，人在一生中的各个时期里都需要保健，这就决定了社区保健是一个长期的连续性的任务。

3. 综合性

对服务对象不分年龄、性别和疾病类型，全面负责他们在疾病预防、治疗、康复阶段的护理服务。关心影响服务对象的生理、心理及社会活动，以预防为导向，用健康教

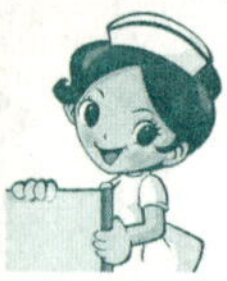

育、计划免疫、定期随访等方法进行一系列整体护理服务。

三、社区保健中的护理道德要求

1. 文明服务，礼貌待人

社区内的居民由于文化、年龄、道德修养水平的差异，对社区保健的认识也不同，因此接受保健工作的态度也不一样。从事社区保健的护理人员，应有较高的道德修养水平，对待任何人，无论职位高低，富有贫穷，仪表美丑，关系近疏，都应一视同仁，文明服务，礼貌待人。尊重每个人享有的卫生保健权利，全心全意为社区群众服务。

2. 钻研业务，精益求精

社区卫生保健的特点之一是综合性服务，护理人员所面临的保健服务不像在临床工作那样过细分科，而是应具备多学科知识的理论、技能、预防特点及措施，才能做好工作。社区保健中的护理人员要拓宽知识面，刻苦钻研，对技术精益求精是社区保健护理人员应有的道德要求。

3. 任劳任怨，真诚奉献

预防工作效益滞后，社区卫生保健的工作效益的周期性很长，短期难见成效。所以卫生保健工作不容易被理解和支持，有时甚至会有阻力。社区保健的护理人员在工作中可能会遇到冷言冷语、冷面孔、不配合的情况。因此，护理人员应具备任劳任怨、真诚奉献的品质，在工作中认真踏实地做好每项工作，坚持“预防为主”的方针，不计名利，不图回报，坚守岗位，默默奉献。

4. 恪守规章，精心护理

社区保健中的护理人员在各项工作和具体操作中，应严格要求自己，严格地执行规章制度，这是保证工作效果、杜绝差错事故的重要环节。只有这样，才能对工作认真负责，对人民的健康事业负责。

第二节　家庭病床的护理道德

一、家庭病床的概念

家庭病床是以家庭为护理单位，选择适宜在家庭环境中进行医疗或康复的病人而就地建立病床。让病人在熟悉的环境中接受医疗和护理，既有利于疾病的康复，又可以减轻家庭经济负担和人力负担。家庭病床的建立，丰富了现代护理学的实践活动，促进了护理学与社会医学的结合，使护理事业的发展与社会的文明进步融为一体。家庭病床护理工作拓宽了护理人员的视野，促进了护理科学向多学科发展，给我国的家庭医学发展奠定了基础，为我国人民的保健事业做出了积极的贡献。

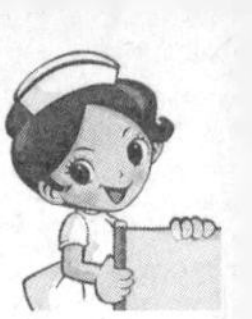

二、家庭病床的护理特点

1. 护理内容全面

家庭病床护理要根据病人的病情需要及个别需求，提供综合性、连续性、专业性的健康照护服务。护理人员要做全面的护理工作，病种繁杂，护理工作的内容具有广泛性。护理人员不仅要做辅助治疗和护理业务，还要进行心理护理和卫生宣教工作。对病人家属可以配合做的简单操作，护理人员要进行示教并教会。护理人员要对病人进行生活方面的指导和防病、康复、保健等知识指导，帮助病人进行功能恢复训练，促进病人早日康复。

2. 护患关系密切

在与病人的密切接触中，护理人员可以对病人的生活环境及心理问题有深入的了解，为有效治疗护理提供了依据，在沟通中建立互相信任、互相合作的良好关系。由于护患关系的密切，更加有利于护理人员开展心理疏导和心理护理，病人及家属均能更积极、更主动、更加有效地配合治疗。

3. 护德要求高尚

家庭病床护理使护理人员要经常深入病人家庭，进行综合性护理服务工作，一般来讲是能够得到病人的支持和配合的。但是，服务对象因年龄、文化程度、病情、道德水平的不同而对护理工作的认识不一样，因而可能会出现态度冷漠、生硬、缺乏礼貌和不认真配合的情况。面对工作中的困难和家庭病床护理工作的特点，对护理人员提出了更高的道德要求，这是做好家庭病床护理工作的重要的思想基础和根本保证。

三、家庭病床的护理道德要求

1. 一视同仁

平等对待每位病人，走进家庭、面向社会服务，必然面临各种各样的家庭，不管病人居住地址远近，社会地位高低，经济条件贫富，宗教信仰有别等，都应一视同仁，以病人利益为重。护理人员应热情地对待每位病人，尊重病人的人格和让他们享受平等的医疗保健权。要理解每位病人的疾苦，给予每位病人周到的护理服务，为病人解除痛苦。

2. 优质服务

家庭病床护理工作的内容广泛，要求护理人员不仅应有专业知识，还应具备多学科知识。护理人员还应掌握不同年龄病人在各种疾病时的临床特点和护理措施，避免偏科。家庭病床的护理人员应成为全科护士，在护理实践中不断积累经验，探索和研究新课题。应本着一切为了病人的目标，刻苦学习，不断提高水平，提供优良服务。

3. 遵守诺言

家庭病床的病人是分散管理的，护理人员上门服务也是单独行动的。护理人员应随时为病人着想，严格执行护理计划。工作中应遵守时间、恪守诺言。无论是遇上刮风下雨的天气，还是与自己个人的事发生冲突时，都应以病人利益为重，准时为病人进行治疗与护理。

4. 言行谨慎

家庭病床护理的特点决定了护理人员经常深入病人家庭，对所了解的病人家庭情况、经济情况、个人隐私等应保守秘密，不能乱讲，更不能参与病人家庭内部矛盾，这是护理人员应具有的重要品质。对于病人及家属所提出的问题，应答复准确、简明扼要、通俗易懂。避免言语不慎而造成不必要的误解和纠葛，甚至给病人带来不必要的伤害。

5. 明确目标

家庭病床的病种范围广，需要各科室医护人员的共同协作配合，为了达到使病人尽快恢复的一致目标，各科室要互相支持，积极地配合。在为病人护理服务时，应细致地交接班，遇到漏诊，应择时补诊和护理。对无能力表达的病人，做完护理工作后，应进行家庭留言沟通，以取得病人家庭的配合。护患及家属之间应团结一致，共同协作，完成康复目标。

第三节　个体诊所的护理道德

一、个体诊所的护理特点

个体诊所是医疗卫生资源的一部分，它以居民群众为对象，为群体服务，具有社区保健服务的特点，并在一定程度上缓解了到大医院就医难的问题，在服务辐射区内，满足了社会保健、家庭保健的需求。

二、个体诊所的护理道德要求

1. 全心全意为病人服务

个体医生要想病人之所想，急病人之所急，对病人热情周到，遇到急诊随叫随到，全力赴救。任何斤斤计较个人得失，甚至乘人之危，索要高价的行为都是不道德的。

2. 廉洁行医奉公守法

个体医护人员在行医时，应遵守国家规定的各项政策法规，加强医护道德培养，对病人竭诚服务、不能假公济私，牟取私利。要避免侵犯病人的利益的任何不道德行为发生。要坚决杜绝乱要价，随意抬高药品价格等不道德及违反国家政策甚至法律法规

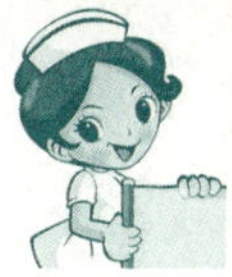

的行为。

3. 义诊、义药、免费医疗

义诊、义药、免费医疗，是高尚医护道德的具体体现。东汉名医董奉就是这一光荣传统的杰出代表。“杏林春暖”成为古代医家的理想人格。这个传统在商品经济条件下，仍然有着十分重要的意义。公立医院、私立医院和集体诊所以及个体诊所的医护人员都应创造条件，发扬这一优良传统。

4. 对技术精益求精

个体诊所的医护人员，一般都具有相当的技术职称和丰富的临床经验。但是，在临床实践时，要谦虚谨慎，同行之间要相互协调，互相帮助，对本专业的基本知识、基本理论、基本技能一定要融会贯通。遇到疑难病例不能不懂装懂，要往上级医院转诊，以病人的利益为第一，否则就是不道德的。同时，也要加强与病人及家属的联系。对无表达能力的病人，无人守护的病人，设留言簿，互通信息，提高医疗护理质量，及时满足病人的要求。

5. 躬耕践行，内省慎独

家庭病床的独特医疗方法，增加了医护人员独立处理问题的机会。因此，医护人员要躬耕践行，内省慎独，应有更高的道德要求。应忠于职守，纪律严明，秉公办事，加强医德修养，自觉执行规章制度，不弄虚作假，不以权谋私。更不能损人利己，以求达到医德修养的较高层次“慎独”境界。

第四节 康复护理道德

康复医学是医学的重要分支。康复医学是一门对病伤者在身体上和精神上进行康复的学科。在康复治疗中要求医护人员有较高的医护道德水平，才能担负起这项重要的任务。

一、康复的概念

康复医学是一门涉及物理医学、医学体育、矫形学、假肢学、心理学、护理学、老年学等多学科综合的医学科学。1969 年世界卫生组织医疗康复专家委员会对康复所下的定义是：“康复是指应用一切有关措施，以减轻致残因素或条件造成的影响，并使残疾者重新回到社会中去。”康复的概念是指综合地应用医学的、社会的、教育的、职业的和其他措施对残疾者进行训练，减轻致残因素造成的后果，尽量提高其活动功能，改善生活自理能力，重新参加社会生活。我国现代康复医学发展很快，各地已建立起许多康复中心、康复医院、康复医学门诊，向残疾者、慢性病人、老年病人提供康复医疗服务。并培养了大批康复专业人才。目前，康复医学的对象不仅是先天性病残病人，也包括由于各种疾病所引起残疾的病人。

二、康复护理的内容

1. 加强心理治疗

康复病人因为肢体功能障碍，生活不能自理，需要专人照顾而产生自卑心理，甚至轻生的念头。特别是康复治疗，疗程长、效果出现的慢，也容易导致病人急躁、孤独和缺乏战胜疾病的信心。因此，医护人员要深入接触病人，耐心说服病人，鼓起他们重新返回社会，走向生活的勇气。

2. 加强功能恢复

伤残病人的肢体功能障碍是康复治疗的主要内容，在治疗中要特别注意畸形和并发症的发生。应特别注意体位的更换，肢体功能位的维持，帮助病人运用物理疗法、体育疗法及其他疗法，加强肢体的功能锻炼，促进功能恢复。

3. 加强生活护理

康复病人的生活自理能力会随着康复治疗不断得到改善。但是，在生活中他们仍然需要医护人员的耐心帮助和训练指导，以防止发生意外事故。应科学地安排好训练日程，循序渐进，增强病人生活自理能力，为返回社会，走向生活打下基础。

4. 加强家庭康复

病人在康复机构得到相应的治疗出院后，还要坚持家庭康复治疗，以巩固治疗效果，尽可能地提高康复水平，恢复生活、工作学习的能力。医护人员要定期检查病人，指导家庭康复治疗，及时予以指导和矫正，以达到预期的康复目标。

三、康复护理道德要求

护理人员是康复期病人恢复生理、心理常态的主导者，工作质量的好坏将直接影响康复病人能否达到预期的康复目标。因此护士在对伤残病人进行康复服务中，应遵守以下护理道德要求：

1. 具有同情心

同情尊重伤残者是医护人员的道德情感表现，帮助病人是同情心的具体行为体现。伤残病人不能享受正常人的生活和工作乐趣，身体痛苦，精神上难以满足。他们对外界的反应比较敏感，本能地认为周围的人都看不起他，加之生活上需要别人照顾，经济上需要别人负担，更加重了自卑心理。因此残疾病人需要比其他病人更多的关心、尊重。在康复治疗的过程中，护理人员对残疾病人要有热情温暖、体贴关怀的同情心。掌握他们心理状态，鼓励他们正视现实，争取最好的康复效果。人们在正常条件下对日常生活中所从事的一些活动，是很容易做到的，但是对残疾伤病者却是难以做到的大事。要帮助病人解决实际困难，满足他们的正常要求。应做好心理护理，解除思想压力，开展适合伤残人的各种娱乐活动，充实他们的精神世界，使其身心早日康复。

2. 具有责任感

康复病人因性别、年龄、职业、心理状态、病种各不相同而使康复治疗和护理的内容具有广泛性和复杂性的特点，这就要求医护人员具有强烈的责任感，认真地研究病人心理状态，有的放矢，正确疏导。应认真分析伤残程度、部位、特点，进行生活能力训练，训练中应认真、耐心引导，鼓励他们树立信心继续为社会做贡献。协助他们解决日常生活中各种困难，如饮食、穿衣、洗漱、大小便等。不怕脏、不怕麻烦，耐心地予以帮助。面对这些复杂的任务，护理人员要以赤诚之心，强烈的责任感，做好康复治疗，促进病人身心康复。

第五节　健康教育护理道德

健康教育是研究健康促进与健康教育的理论、方法和实践的科学。健康教育学不仅具有鲜明的理论性，而且也有极强的实践性。健康教育通过有计划、有组织、有系统的社会教育活动，促使人们自觉地采纳有益于健康的行为和生活方式，消除和减轻影响健康的危险因素，预防疾病，促进健康，提高生活质量。

一、健康教育的护理特点

1. 促进和培养健康观念

促进和培养个人和社会对预防疾病、维护健康的责任感，使之树立全面的，以社会为中心的健康道德观念。帮助人们树立正确的健康观念，使其意识到自己对自己、对他人、对社会健康状况负有责任感。自己的不健康的行为，除对自己不利外，亦危及他人和社会。例如吸烟，已被公认为不良行为。除通过运用法律的、行政的或道德的手段加以干预、禁止和改善外，亦通过开展空前大规模的戒烟运动，使公民意识到吸烟与良好的公民素质不相称，是一种不文明的行为。这种行为严重地污染着社会环境，给人的身体健康带来巨大危害。

2. 培养全民大卫生观

帮助人们确立哪些行为有益健康，哪些行为有害于健康。促使人们自觉采取符合健康的生活方式和行为。许多疾病都是由于不健康行为造成的，性病与艾滋病是不健康的性行为及滥用毒品等不良行为引起的，而慢性病如肿瘤、心脑血管病也与不良生活方式有关。因此，健康教育的目标不应只定位于卫生知识，而必须延伸到行为的改变。

3. 健康的危险因素

常见病主要是在不同人群中多发的疾病。如儿童期的肺炎、佝偻病、低体重；青少年期的贫血、肥胖；成年期的肿瘤、高血压、糖尿病等。

二、健康教育护理道德要求

1. 热情地为大众服务

由于健康教育工作的开展是一项长期、持续的工作，而且工作对象为各行各业的个体或群体，因此要求从事健康教育的护理人员，必须树立长远的观点，充分认识健康教育是面向未来的教育。人们卫生行为的养成，受其生活环境、生活观念、生活质量等诸多方面因素的影响，特别是某些陋习的形成更是根深蒂固。在健康教育过程中，尊重被服务对象的人格和权利。在指导人们建立正确卫生观念和养成良好卫生习惯时，要顾及传统、社会、心理、文化、宗教等多种因素的影响，进行耐心、细致、反复的教育活动。

2. 科学地从事健康教育

护理人员选择的健康教育的内容必须要科学严谨，实事求是，遵照科学的观点解释客观现象，防止伪科学及封建迷信内容，更应避免道听途说和杜撰。在宣传中，要讲求宣传内容的有效性、专业性，重视工作程序和功能的提高。在进行有关的药物、疗法、仪器等的宣传时，更应强调安全性、细致性、准确性。

3. 做好群众健康教育

健康教育具有动员大众参与的职能，对大众的生活方式、卫生习惯及自我保健意识，医护人员只有宣传和引导的义务，而不能越俎代庖。大众享有卫生保健的自由及选择自我保健方式的权利，医护人员应采取各种措施，调动和发挥大众的潜能，使健康教育更深入、更有效、更积极地向有利于人民健康的方向发展。

第六节　自我护理道德

在护患关系中，责任制护理是以护士为主体，自我护理则是以病人为主体。但在护理道德方面，不论前者还是后者，仍是护士起主导作用，在工作中仍是以病人为中心。

一、自我护理的概念

自我护理是人们为了维护机体的健康与稳定，每个人自身进行护理的实践活动。自我护理又称自护或自顾，最早由美国人奥林提出的。“人类个体为了自身生存、健康所进行的实践活动。”她给病人下的定义是：“自我护理能力有缺陷的人。”按照奥林的自我护理学说，护理的目的就是帮助病人进行自我护理，从而使人增进健康，促进疾病的痊愈，或者安然死去。

二、自我护理的特点

1. 提供帮助教育

责任制护理是以护理人员为主体，自我护理则是以病人为主体，病人就是自我护理能力有缺陷的人，需要护理人员提供帮助和教育。帮助教育病人进行自护，训练病人如何配合治疗。病人自护能力分为五个等级。一级是病人可自行着手进行自护；三

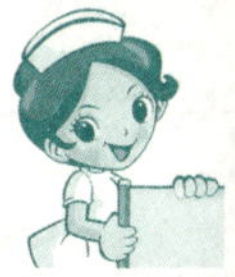

级需要病人、护士家属分担责任和工作;五级必须依靠护理人员来维持生命。二级与四级则介于各该上下两级之间。不论哪级类型,护理人员都有责任向健康人或病人传授他们所缺乏的护理知识与技术。

2. 进行自我调节

人体是一个完整的有机体,是一个“自我支持、自我改造、自我完善、自我控制”的非平衡稳态系统。原来的自护缺陷需他人代偿,而经过治疗、锻炼和学习,自护“能级”逐步提高,自护替代者的干预就要相应减少,否则将妨碍自护能力的递进,增强依赖性,降低适应社会生活的能力。

3. 自愿增进健康

自我护理的本意是自顾。健康人同样也有自顾,要进行保持机体健康和稳定的活动。病人则是“自顾不暇”,需要护理人员支援自护,以维持治疗性的自护需要,填补在体力、智力、意志方面的缺陷,使之能够恢复自主生活,充当社会生活的角色。自我护理不是单纯地把自我护理的本领传授给病人及其家属,而是让人们普遍地、自愿地进行维持和增进自己健康的活动。

三、自我护理的道德要求

1. 注重实际

确立自护程序要从服务对象的生理、心理和社会情况出发,正确估计,因人而异,区别对待,分级恰当。应切合服务对象的实际,以便取得自我护理的满意效果。正确诊断病人的自护能力,针对他们的具体情况,调节自我护理能力参数,决定病人不能满足治疗性自我护理需要的程度,开展有个体特征的自我护理活动。

2. 尊重病人

向病人或其家属解释说明疾病的发展和转归,介绍治疗和自我护理的方法,听取他们的意见,并给予考虑的时间。这是对病人权利和责任的尊重,是对病人人格的尊重,是对病人价值的尊重。也能避免某些偏倚的发生,能够使病人在护理程序中主动地予以配合。

3. 高度负责

自我护理虽是以病人为主体,但仍是护理人员起主导作用,护理人员道德责任加重了,而不是不负责任。自我护理能力,一旦发现缺陷,就要具体干预和调整,以高度负责精神,采取有效的防范措施。

护理伦理案例

病人李某,男,84 岁。因肺部感染于某医院内科住院治疗,既往有糖尿病需用胰岛素治疗,并有多发性下肢溃疡和陈旧性左股骨颈骨折。住院 3 周后肺部感染已控制,通知病人出院,但家属提出因病人行动不便且家离医院较远,隔天来院换药十分困难,故申请转住外科治疗下肢溃疡。经请外科会诊后认为病人糖尿病较重,下肢溃疡治疗困难,加之左股骨颈陈旧性骨折,活动不便,对其溃疡愈合也不利,特别是左足跟部溃疡较深较大，应请烧伤科治疗。烧伤科会诊后也认为病人年龄大，有较重的糖尿病，左足跟部溃疡植皮也难以成活，仍建议由外科换药治疗。因此，病人只能继续留在内科治疗，达4个月之久，最终因下肢溃疡感染、败血症死亡。

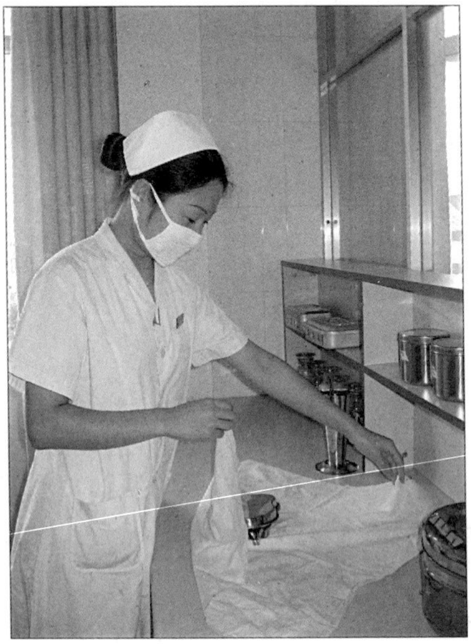

【伦理分析】

此病例为高龄多科病人，内科治疗肺部感染后，外科或烧伤科本应接受转科，积极采取治疗措施，但却因治疗有困难而不愿接受，最终在内科因下肢溃疡反复不愈、因败血症死亡。本案例中有关科室的医护人员没有一切从病人的利益出发，而是强调病人的特殊性，互相推诿，这不符合医际关系中互相协作的医护道德规范，也违反了一切有利于病人的医护道德原则。

思考题

1. 预防医学护理道德有哪些要求？
2. 家庭病床护理的道德有哪些？
3. 康复护理的特点和道德要求是什么？
4. 简述健康教育的护理道德。

第十一单元 护理科研工作中的道德

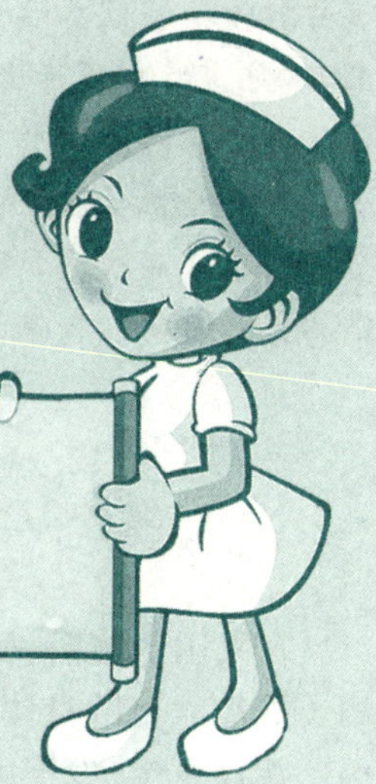

学习目标

1. 掌握护理科研工作者应具备的道德。
2. 掌握护理科研的任务和重要性。
3. 熟悉严谨求实和团结协作的作风。
4. 了解人体实验和器官移植的伦理道德。

护理人员在从事护理工作的同时，还要对护理工作中的经验、教训及遇到的各种问题进行总结、归纳和整理，并对此进行分析、研究找出解决问题的方法，以此来提高护理工作质量和水平，所以，护理人员还担负着艰巨的护理科研任务。因此，护理科研人员必须加强护理科研道德的修养，正确处理护理科研工作中的道德问题，从而更好地为人民身心健康服务，为护理科学的发展做出贡献。

护理伦理故事

第42届南丁格尔奖获得者——刘淑媛

刘淑媛，女，1942年9月出生，主任护师，首都医科大学附属北京安贞医院心脏外科重症监护室护士长、中华护理学会学术工作委员会主任委员、中华护理学会第二十二届常务理事、副秘书长、副理事长、中华护理学会危重症委员会主任委员，北京护理学会危重症专业委员会委员、中华护理杂志编委、中华医学会、北京医学会医疗事故鉴定委员会专家库成员，北京朝阳区外科护理专业委员会委员。

1961年北京协和医院护士学校毕业后分配到阜外医院心脏血管外科工作，任护士。1982年赴瑞士进修学习，回国后积极筹建监护室。她始终坚持在临床工作的第一线。在繁忙紧张的护理工作之余，结合实际工作遇到的问题积极地进行研究撰写了《原位心脏移植术前后监护》、《万例心血管直视手术后监护的实践体会》、《1069例冠状动脉旁路移植术后监护》等多篇论文，并参加《小儿先天性心脏病学》编写工作，合作主编《危重症护理专业规范化培训教程》。

由于在护理工作中取得的突出贡献她先后被评为“全国模范护士”、“三八红旗手”、“巾帼建功标兵”、“首都十大白衣天使”、“全国卫生系统先进工作者”等，当选为全国妇联六届执委。2009 年 10 月 27 日，中共中央总书记、国家主席、中央军委主席胡锦涛为刘淑媛颁发第 42 届南丁格尔奖章。

第一节　护理科研道德的任务

在我国，护理科研的任务，从根本上来说是维护和增进人民的身心健康，防治疾病。提高人口的身体素质，造福于人类。具体来说是认识生命现象的本质和规律，揭示疾病发生、发展的客观规律，探讨战胜疾病、增强人民身体健康的途径和方法。为实现这一艰巨任务，护理科研人员不仅需要聪明的才智，扎实的理论基础，丰富的临床经验，精湛的护理技术，而且更需要忠诚于这一伟大事业的热爱祖国、献身科学、实事求是和勇于开拓的实际行动。同时，由于现代医学的发展，护理科研人员在实现这一任务的过程中，还需要各方面的配合协作，要谦虚谨慎，团结协作和尊重他人劳动等。因此，这就要求护理科研人员在处理这些关系中应遵循其特有的科研道德准则和修养。

第二节　护理科研道德的重要性

护理科研道德是在护理科研活动中产生的一种意识现象。高尚的科研道德不仅是促进护理科学发展的重要力量，而且是科学研究获得预期目的的重要保证。古今中外，许多有成就的医学科学家在事业上取得成功，都是由于他们不仅有广博的科学知识，精湛的技术，聪颖的智慧，坚强的毅力，而且有高尚的道德情操。因此，良好的科研道德修养，是每一个科研人员所必备的基本素质。护理科研人员树立高尚的护理科研道德对护理科学的发展至关重要。

1. 高尚的道德，激发为科学献身精神

护理科学研究直接关系到人的生老病死，关系到人的健康和生命。如果没有热爱科学，献身科学的优良品质，就不可能取得护理科研的成功，也不能使科学为人民的身心健康服务。在我国，为社会主义科学事业忘我工作的科学工作者层出不穷，举不胜举。只有那些具有为护理科研事业而献身的护理科研人员，才能敢于正视现实，勇于承担风险，坚定地向医学科学未知世界发出挑战，从而战胜一切艰难险阻，完成从未知到已知的探索，使护理科学造福于人类。护理科学的发展，虽受多方面的影响，但高尚的护理科研道德，对护理事业发展的献身精神所起的作用是巨大的。

2. 高尚的道德，促进新的道德观念

护理科学研究人员具有什么样的道德观念，对护理科学的发展起着重要作用。这是因为护理科学与护理道德意识不是彼此孤立的，而是相互联系、相互影响、相互作用的。护理科学的进步可以改变人们的道德观念，推动人类的道德意识向前发展；同时，道德观念又反作用于护理事业，高尚的道德可促进护理学的发展；腐朽的道德则阻碍护理学的发展。现代护理学的发展，仍然面临着伦理道德观念的挑战，如试管婴儿、人工授精、器官移植、产前检查、重组 DNA 等重大现代医学科学研究都受到非议，在伦理道德上引起争论。由此表明，现代医学科学发展中出现一系列伦理道德问题，都需要摆脱传统观念束缚，给予科学的回答。这就迫切需要加强护理道德的学习和研究，不断提高护理科研人员的道德修养，充分发挥护理科研道德在医学科研中的作用。

3. 高尚的道德，坚持正确的研究方向

科学是研究客观规律的学问，客观规律是客观事物本身所固有的内在的必然联系，是不以人们的意志为转移的。但如何认识、对待和运用科学规律，则受到一定的立场、观点和方法的影响。因此，科学研究存在一个发展方向的问题。高尚的护理科研道德品质，对于保证护理科学研究的方向有重要作用。如在选择科研课题时，具有崇高道德情操的科研工作者，就能从国家、人民的利益出发，而不是从个人名利、兴趣出发来确定自己的科研方向。对待已取得的科研成果，也能不计较个人得失，不以科研成果去谋取地位、金钱和荣誉。

4. 高尚的道德，是发展护理学事业的需要

在我国社会主义制度的建立，为护理学研究创造了十分有利的条件，开辟了广阔的前程。许多护理科研工作者，在护理科研活动中，自觉地加强护理道德修养，为人民的健康而勤勤恳恳地工作，促进了我国护理学事业的不断发展。但由于历史的原因，在护理科研领域中不同程度地存在着争名、争利、说大话、吹牛皮、伪造资料数据、剽窃他人成果等不道德行为，在一定程度上影响和阻碍了我国护理事业的发展。因此，加强道德教育形成良好的科研道德风尚，是护理学研究领域精神文明建设的迫切需要，每一个护理科研人员都有不可推卸的责任。

第三节　护理科研人员的道德修养

护理科研道德准则，是在长期征服自然，维护和增进人民健康，防治疾病，提高人口身体素质的护理学研究的实践中产生的一种道德意识，并形成准则。它要求护理科研人员应该具备这些道德修养。

一、热爱祖国

热爱祖国，是护理科研人员起码的道德准则和修养。护理科研人员只有热爱我们的社会主义祖国，才能有为祖国繁荣昌盛，为“四化”建设做贡献的责任感、义务感，才

能为祖国医学科学事业的发展而献身，不怕艰难险阻，勇于攀登医学科学高峰。也只有热爱祖国，才不会受物质利益引诱而走上歧途，在国际交往中才不会作出丧失国格和人格的事情。一个热爱祖国的护理科学工作者往往因为没有为祖国尽到责任和义务而感到羞愧和内疚，反之，也因为为祖国做出贡献而欢乐和自豪。

二、献身科学

献身科学体现了一种为科学而英勇奋斗的自我牺牲精神，是人类的宝贵精神财富，也是护理科研人员基本的道德准则和修养。献身科学的道德意义和价值，取决于它的目的和内容。社会主义制度下的科学工作者，把献身精神和社会主义事业联系起来。这种献身精神是热爱党、热爱祖国、热爱人民的具体体现。他们不畏艰难困苦，勇挑重担，一心扑在科研上，毫不计较个人得失，直至为科学献出生命。

社会主义的护理学事业，是社会主义事业的一部分。护理科研人员对社会、对祖国、对人民要尽到自己的责任，除了有献身科学的精神外，更主要的是要拿出更多的科研成果。我国著名神经病学专家张香桐教授说过："为祖国富强献上自己的科研成果，是科学工作者的职责。"所以，献身科学，不仅是对从事护理科研人员的道德要求，而且是他们应尽的神圣职责。

三、尊重事实

尊重事实，就是一切从客观实际出发，实事求是。这是护理科研人员必须遵循的道德准则和修养。毛泽东说过："'实事'就是客观存在着的一切事物，'是'就是客观事物的内部联系，即规律性，'求'就是我们去研究。"[①]那么，护理科研人员如何贯彻实事求是的原则呢？

1. 要量力选题

在医学领域里存在着许多有待护理科研人员去探索的问题。在选择课题时，应实事求是地估计自己的主、客观条件，如个人或集体的知识结构、科学素养、人格素质、资料设备、经费、时间、协作条件、相关学科发展程度等，以客观现实的科学理论为依据，贯彻科学性和可行性原则。

2. 要踏踏实实地完成全部研究程序

护理科研是一个严密的过程，要求护理科研人员要严格按照设计要求、实验步骤和操作程序脚踏实地地进行实验，切实完成实验的数量和质量要求。

3. 要认真观察实验，如实记录各种数据

在实验中要认真观察各种反应，真实地记载各项观察指标、实验数据和阴性、阳性反应，错了必须重做，确保实验的准确性、可靠性和可重复性。

---

① 《毛泽东选集》第3卷，人民出版社1991年版，第801页。

4. 要客观地综合分析实验所得的各种数据

在完成各项目步骤后，要对实验中获得的各种数据、原始记录和资料进行合乎逻辑的分析、归纳、综合、演绎和推理，通过抽象和概括得出科研成果，撰写出合乎实际情况的实验总结和论文。

5. 要勇于坚持真理，又要善于修正错误

对影响实验结果的各种因素，都要如实地分析、估计，不得故意隐瞒或编造。对失败的、不符合要求的或得不到重复的实验，必须重做，直到符合要求为止。不能把失败了或不合格的实验结果作为立论依据，更不能屈从权威或其他任何压力。由于旧的思想意识和道德观念的影响，在护理科研领域还不可避免地存在弄虚作假、抄袭、剽窃等不正之风。所以，护理科研人员在培养实事求是的良好道德的同时，还要自觉地抵制这些不正之风，在实践中加强道德培养，不断提高自己的道德境界。

四、勇于开拓

科学研究是一种艰苦的创造性的脑力劳动，在实际中必然会遇到各种困难和障碍，这就需要护理科研人员有一种敢于实践、勇于开拓的精神。正如马克思所说，"在科学上没有平坦的大道，只有不畏劳苦沿着陡峭山路攀登的人，才有希望达到光辉的顶点。"[①]客观事物的发展是无穷无尽的，人的认识也是无穷无尽的。现代科学尽管达到高度发展水平，但还有许多领域，许多东西需要我们去认识，特别是由于历史和社会原因，科学事业在各个国家发展很不平衡，对我国来说，就更需要发扬勇于开拓的精神，尽快使我国科学事业赶上世界科学技术的先进水平。勇于开拓，作为一种道德规范，它是人们在科学研究的过程中，表现出来的一种敢于创造、坚忍不拔、无所畏惧、不怕牺牲的精神和品质。在护理科研中，如何做到勇于开拓呢？

1. 要学习和尊重已取得的科学成就

这是勇于开拓的前提和基础。充分利用他人提供的经验和资料，继承历史上一切优秀的科学遗产，这是由科学的继承性决定的。

2. 要敢于走前人没有走过的路

科学发展本身就是人们对客观事物及其规律认识的深化。学习和尊重科学理论，在于发展科学理论，从而开辟科研的新领域，争取科学的新发现。护理科研人员只有具备这种永不满足、勇于创新、永远追求真理的品格，才能给护理科研带来生机，使之不断向前发展。

3. 要不怕挫折，正确对待失败

科学的道路是不平坦的，失败也是不可避免的。失败是成功之母，失败可作为后

---

① 《马克思恩格斯全集》第23卷，人民出版社1972年版，第26页。

来者的借鉴。所以开拓者的努力都是有价值的，它可以起到"人梯"和"铺路石"的作用。一个真正的开拓者要勇于正视失败，及时纠正错误，再从头开始。作为科研人员，如果失去了这种勇气，就等于结束了他的科学生命。

五、谦虚谨慎

谦虚谨慎，就是虚怀若谷的思想境界和求实精神以及重视客观实际的慎重态度，是科学工作者探索科学真谛，处理好各种关系和获得成功的思想基础，也是护理科研人员必须遵循的又一道德准则和修养。智慧是谦虚树上的硕果，狂妄是无知身上的空壳，越是谦虚的人，越觉得知识贫乏，越肯于学习，探索和拼搏。毛泽东说过："虚心使人进步，骄傲使人落后"。[①]医学巨匠张孝骞86岁高龄时，还走在病人中间，在临床实践中观察每一个细微而容易被人们忽视的症状，探索医学科学未知的东西，解决不少疑难病症。人们都尊重他这种谦虚谨慎，不停地向医学未知领域奋进的精神。明代药学家李时珍所著《本草纲目》，被称为"东方医学巨典"，"中华民族医药宝库中的一颗明珠"。他之所以有这么大的科学成就，除了他不畏艰险，勇于实践外，更重要的是他虚心好学，向农民、渔夫、猎人等询问求教，得到了书本上没有的实践知识，在前人科学成果的基础上，达到了新的科学高峰。谦虚谨慎，还表现在能正确对待自己的成绩缺点或错误上。成绩的实质，包括个人的努力，也包括领导、他人的支持和帮助。因此，对成绩没有值得骄傲的理由。有成绩不骄傲，有缺点不掩饰，这是护理科研人员应有的道德素质，也是护理学发展的需要。

六、团结协作

团结协作，是护理科研取得成功的重要因素，也是护理科研人员一个重要的道德准则和修养。随着社会生产和科学实验的发展，科研工作由个体性的职业向社会性的事业转变。现实中，有许多护理科研项目，需要一定数量的科研人员参加，在统一组织领导下，按一定专业、专题，既分工又协作，才可能取得突破和进展。所以，对护理科研人员提出团结协作的道德要求，是适应医学活动方式和医学科学发展的客观需要。我国许多科研成果，都是各方面科研人员靠同心同德、团结协作才取得的。那么，在护理科研活动中，如何做到团结协作呢？

1. 开展科研活动时，根据需要尽可能组织有关单位和个人参加

参加协作的单位或个人在技术力量、能力、贡献上是会有差异的，但相互关系是平等的，应相互尊重，为完成科研课题担起自己应尽的责任。

2. 协作单位或个人之间要相互支持

单位和个人之间，要互通情报资料，交流学术思想，互相提供仪器设备及其他物品。不能彼此封锁、保密，更不能独自占用有关资料。

---

① 《毛泽东文集》第7卷，人民出版社1999年版，第117页。

3. 不能另立门户，单搞一套

不能撇开协作单位，利用协作取得的成果或资料，另立门户搞单项研究。如确系科研需要，必须征得协作单位或个人的同意，由协作单位集体共同决定。

4. 分工不同，地位平等

在科研协作中，各单位、部门和个人之间，分工有主次不同，但没有地位高低之别，应相互支持，有甘当配角的精神。

5. 协作成果是集体所有

协作科研成果是集体协作劳动和智慧的结晶，任何单位和个人不得单独使用此项成果发表研究成果。署名排列，也应参加协作的单位或个人及其贡献大小的实际情况为依据。

6. 荣誉由协作集体共享

由科研成果所带来的荣誉和奖励，应由协作集体共同享有，并按实际贡献大小来分配奖励，不搞平均主义。

讲团结协作，并不排除护理科研人员执行正当的保密制度。我国的护理科研人员，应以国家、人民的利益为重，对一些重大科研项目要严格执行保密制度。否则，不仅是不道德的，甚至可能触犯法律。另一方面，发展我国医学事业正是为国家的富强、民族的昌盛和人民的健康服务，国家利益、人民利益和个人利益是一致的，各科研单位之间和科研人员之间从总体上说，不存在保密问题，应当相互支持，相互帮助，广泛交流，团结协作。但由于科研人员享有专利权，在政策范围内，必要的保密也是允许的。随着科学的发展，团结协作还会出现新情况，新问题，这就需要我们在实践中认真地、不断地加以完善和发展。

七、尊重他人

尊重他人，实质是如何认识自己的科研成就与他人劳动的关系。这是科研人员能否正确对待他人劳动的思想基础。从科学发展角度来看，客观事物的发展，总是从简单到复杂，从低级到高级，从旧到新向前发展的，人们对客观事物的认识是没有尽头的。护理学也是如此，它是人类劳动和智慧不断积累的结晶，有明显的继承性。任何一个科研人员从事科学研究，都必须在学习、继承前人通过实践取得的科研成果的基础上进行，以前人的成果为自己的起点。只有这样，才能取得研究的成功。每个科研人员对科学事业的发展所作的贡献不管有多大，都只是科学海洋中的一朵小小的浪花，只是对前人或他人科研成就的发展和深化。牛顿说过，“如果说我看得远，那是因为我站在巨人们的肩上。”这充分体现了他尊重他人劳动的可贵品质。从医学发展本身来看，任何一项医学科研成就的取得，都是各方面综合因素的结果。所以，护理科研人员一定要尊重他人劳动，正确处理好自己与他人的关系。那么，怎样才能做到尊重他人劳动呢？

1. 尊重前人和他人的劳动成果

护理科研人员在取得科研成果后，要分清哪些是前人或他人的成果，哪些是自己的成果，不能笼统归为己有，更不能把别人的成果当做自己的成果。引用资料，要注明出处，不能剽窃他人的成果。

2. 正确处理新老关系

一方面，青年同志应尊重老一辈的劳动，虚心向他们求教，接受他们指导。在取得成绩后，应认识到老一辈在其中所花费的心血和给予的帮助。在发表论文或出书时，对作过指导的同志应表示感谢。另一方面，老同志要爱护、培养、扶持新一代，不要以自己的权威或资历来压制青年护理科研人员，甚至占有他们的劳动成果。新老之间，应相互尊重，相互关心，相互爱护。

3. 正确对待科研成果的评价

科研成果公布后，无论是受到称赞或批评，都应正确对待，从中吸取对自己有益的部分。而鉴定他人成果时，更应尊重他人劳动，如实鉴定，努力做到客观准确。既反对无原则的吹捧，也反对随意地贬低他人成果。

4. 正确对待署名

科研成果的署名问题，应实事求是，根据其在科研工作中的贡献而定，贡献较大的列在前面，无贡献的不予署名。不能把没参加工作的列进去，也不能把参加工作的排除在外。

5. 对科研中的贡献，要客观地对待

既反对平均主义，也反对以资历、权威来论大小。

6. 反对不正当的抢先发表

科研成果的发表权，只属于第一个发现的人或集团。因此研究同一课题的科研人员，总是争先公布自己的成果，这是正当的竞争，有利于护理事业的发展。但出于私欲，在科研工作尚未完成或不成熟时，利用得来的情报，抢先发布成果，是对他人劳动的极大不尊重，应加以杜绝。

第四节　社会主义道德是护理科研道德的最高标准

一、社会主义道德标准形成的客观基础

马克思主义认为，社会经济结构的性质决定道德的性质，有什么样的社会经济结构，就相应地有什么样的社会道德。社会主义社会物质资料生产方式的产生和形成，实现了生产资料的公有制，以生产资料公有制为基础的社会主义经济结构，就成了社会主义道德形成的经济基础。在这种基础上形成的社会主义道德将随社会经济的发展而不断发展和完善。工人阶级和广大劳动群众，是社会主义道德形成的阶级基础。社会主义制度的建立，改变了人类从有阶级社会以来的阶级关系，工人阶级和劳动人民的社会地位发生了根本的变化，由原来的被统治者变为领导阶级，成为国家的主人，成了物质生产资料的支配者。所以，社会主义道德形成的阶级基础是工人阶级和广大

劳动群众。作为社会主义道德组成部分的社会主义护理道德，也必然是工人阶级和广大劳动人民利益在观念上的表现。所以，社会主义护理道德是反映工人阶级和劳动人民利益的道德。马克思列宁主义、毛泽东思想，是社会主义道德形成的理论基础。马克思、恩格斯创立了无产阶级革命理论，以毛泽东为首的中国共产党人，把马克思列宁主义基本原理同中国革命实践相结合，创立了毛泽东思想，使中国革命和建设从一个胜利走向另一个胜利。经过长期革命和建设的实践，逐步形成了社会主义道德。社会主义道德是人类社会最进步的道德，是其他一切道德的最高标准，是全面彻底地反映工人阶级和广大劳动人民利益的道德。那么，作为它的组成部分的社会主义护理道德也就成了有史以来的最进步的医学职业道德。

二、社会主义道德是护理科研道德的最高标准

护理科研道德，是社会主义护理道德的组成部分。社会主义护理道德的基本原则，就是护理科研道德的基本原则。为人民服务是社会主义道德的最高表现，也是中国共产党的根本宗旨。毛泽东曾指出："我们这个队伍完全是为着解放人民的，是彻底地为人民的利益工作的。"①护理科研人员就是为人民服务队伍的一部分，社会主义护理道德基本原则的制定，体现了人民群众在医疗卫生事业中的根本利益。社会主义护理道德基本原则，要求广大护理人员，当然包括护理科研人员，必须做到救死扶伤，防病治病，实行社会主义人道主义，全心全意为人民的身心健康服务。能否做到这一点，关系到病人的生命安危，关系到人民群众的健康长寿，关系到人口质量的提高和子孙后代的幸福。广大护理科研人员只有树立全心全意为人民服务的思想，通过护理科研实践去为人民救死扶伤，防病治病，才能为人民群众的健康事业尽到自己的责任，为社会主义现代化建设做出贡献。所以，社会主义道德是社会主义护理道德的最高标准，作为社会主义护理道德的组成部分，护理科研道德的最高标准，也就必然是社会主义道德。广大护理科研人员要认真学习马克思列宁主义、毛泽东思想，有意识地进行社会主义道德修养，逐步产生护理道德认识，培养护理道德情感和护理道德行为，使社会主义护理道德在广大护理科研人员中逐步形成、开花、结果，由少数人的行为规范变成多数人的行动准则。

第五节　人体实验及器官移植的伦理道德

一、人体实验的伦理道德

人体实验不仅受实验条件和机体状态的影响，而且受社会、心理等因素的影响。

① 《毛泽东著作选读》下册，人民出版社1986年版，第587页。

为了排除人的主观因素的干扰，正确评价一些药物或疗法的效果。人们提出了以安慰剂来做对照的双盲法。安慰剂，是一种外观和性味类似于真药，内含无药理作用的物质。双盲法是使受试者和观察者都不知道使用何种药物，以保证实验结果的客观性，避免双方的主观影响。安慰剂和双盲法是密切联系的。如果让病人知道自己用的是无效的安慰剂，他的心理就会产生不安，直接影响到安慰剂的效果。因此，单纯使用安慰剂，而不采用双盲法，仍然不可避免片面性。所以，双盲法是应用安慰剂的基本前提。在人体实验中使用安慰剂与双盲法的直接目的，是为了能科学、准确地评价药物的实际效果，其根本目的也是为征服人类的疾病服务的，是道德的。反之，把一切实际疗效不可靠的药物或方法，在临床上推广使用，对病人采取不负责任的态度，才是不道德的。应该指出，正确使用双盲法与人体实验的知情同意原则并不矛盾。因为知情同意原则是为了尊重病人权利，保证病人的根本利益不受侵害，双盲法的使用是有严格范围的，是以病人虽不知情，但并不损害病人的根本利益为前提的，是对人类健康负责的，是符合医学伦理道德原则的。

二、器官移植的伦理道德

器官移植是指摘取身体某一器官，移植到自体或异体的过程，是现代医学的一门尖端技术。由于它的成功，使得过去必定要死亡的病人重获新生。目前，我国器官移植已跃居于世界先进行列。随着器官移植工作的开展，其伦理道德问题也必然引起人们的关注。

首先，器官移植是道德的。临床医学的治疗原则是既不能损害病人，又要帮助病者康复。器官移植使濒于死亡的病人重获新生，这当然是道德的。但是，供者要做一定牺牲，这与舍己救人是同样的高尚。一个人为了国家、人民的利益可以牺牲自己的生命，这是高尚的。同样，一个人为了他人的生存牺牲的不是生命，而是机体的一部分，这也是高尚的。器官移植虽不能普及，但也是救死扶伤的一种手段。生命的价值是不能单纯用金钱去衡量的，在医药资源和病人经济条件许可的情况下，应尽力抢救病人的生命，不能放弃这一现代医学技术。

其次，无论从活体供体，还是从尸体供体上摘取器官，都存在伦理道德问题。我国从意外死亡或因病死亡的死者身上摘取器官，一般需取得家属同意。这就会遇到安慰死者亲属与救治活者生命的矛盾。还有科学地确立死亡的时间问题，也是一个重要的伦理道德问题。如果为了摘取新鲜器官而忽视对病人生命的抢救，是不道德的。如果病人确已死亡，还认为活着，而不及时摘取器官，影响移植的成功，也是不道德的。为了获得移植器官，人们选择了四种途径：①“给”，由死者在死亡前或死者亲属捐赠。②“取”，在死者死亡时，摘取一切有用或某些有用的器官作为一种常规来做，死者或亲属反对不予考虑。③“换”，器官供给中的交换。④“售”，出售适用的器官。这四种途径都有人反对。

还有，对实施器官移植手术的护理人员来说，其道德责任更为重大，对器官供给者的生命和器官接受者的生命都要高度尊重。只有在取得供给者或家属知情和同意的条件下，在明确无误地判定死亡后，才能摘取器官。同时对器官接受者，也只有在确实考虑到其利益和成功把握之后，才能实行器官移植。

第六节　尸体解剖的伦理道德

尸体解剖是医学教育和医学研究的重要手段，也是临床医学活动的重要环节。随着医学科学的发展，尸体解剖越来越显得重要。据国内外报道，临床诊断和病理解剖诊断的完全符合率，一般只能达到75%左右，而病理解剖诊断一般是准确的。因此，通过病理解剖，可使医生不断积累临床经验，提高诊疗水平，这对医学发展十分重要。国外一些医学发达的国家对此十分重视，尸体解剖率一般在40%～50%，有的高达85%，甚至接近100%。但我国，由于旧的封建伦理观念影响，死亡病人的病理解剖率在10%以下，对我国医学的发展极为不利。唯物主义认为，人死了，生命也就结束了，一切器官的机能活动也就停止了。为了医学的发展，通过尸体解剖，搞清致病、致死原因，总结医疗经验教训，以利于活着的人，救治更多的人，毫无疑义，这是道德的。护理人员要移风易俗，用实际行动改变人们的旧观念，又要考虑人们在尸体解剖上的旧习俗，道德水平现状以及科学事业本身的严肃性，在进行尸体解剖时，要遵循以下道德原则：① 尸体解剖必须用于医学目的或法律目的。② 尸体解剖应征得死者生前或亲属的同意。③ 要爱护和尊重尸体。否则，便是不道德的行为。

护理伦理案例

病人冯某，因子宫肉瘤术后复发广泛转移而疼痛难忍，本人曾口头表示过必要时可实施安乐死，但主管医生未得到病人的正式承诺手续而仍坚持治疗。一天，病人趁医护人员不在而口服大量安眠药想结束生命，被医生发现。

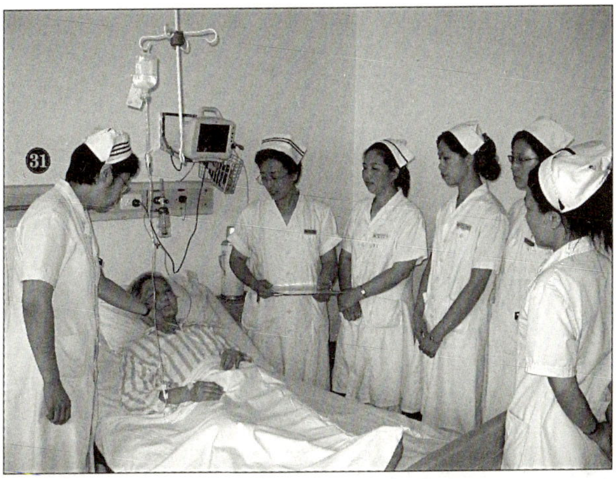

【伦理分析】

1. 医师面对自杀者应奋力抢救,以履行救死扶伤的人道主义。

2. 医师面对疼痛难忍的癌症病人,生命质量已很低,本人又有安乐死的愿望,尽管尚未履行手续,在病人以自杀把结束生命变成现实的情况下,尊重病人的自主权且被家属认可不再抢救,在伦理上也是可接受的。

鉴于上述两种选择,医护人员可结合具体情况作出决策。

思考题

1. 护理科研道德的重要意义是什么?
2. 护理科研人员的道德修养包括哪些?
3. 人体实验和器官移植应该遵循哪些道德?
4. 如何认识护理科研人员道德修养中的团队协作精神?

第十二单元
护理道德教育、修养和评价

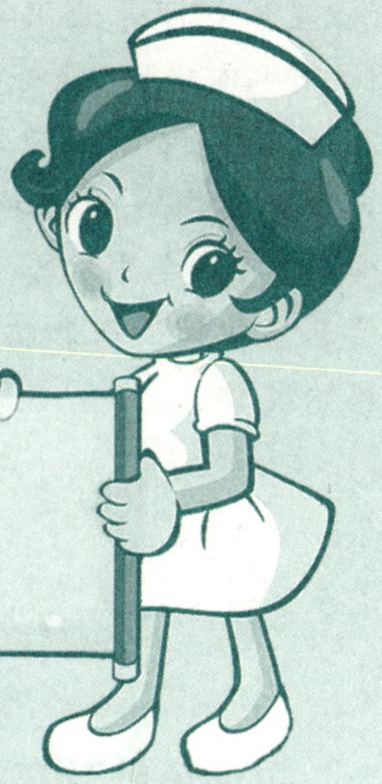

学习目标

1. 掌握护理道德教育和修养的基本原则和内容。
2. 掌握护理道德教育和修养的方法。
3. 熟悉护理道德评价的依据和标准。
4. 熟悉护理道德评价的意义和方式。
5. 熟悉护理职业道德和职业纪律。

护理道德教育和护理道德修养也是护理道德活动的一种形式。护理道德教育是教育者通过外部灌输护理道德理论、原则和规范，培养和提高受教育者的护理道德品质；护理道德修养则是受教育者通过自我教育、自我锻炼，把护理道德的原则和规范转化为个人的内在品质。两者是一个问题的两个方面，任何偏废都会影响培养、提高学生和护理工作者的护理道德品质。因此，在进行护理道德教育的同时，应当启发护理工作者自觉地进行护理道德修养。护理道德评价是重要的护理道德实践活动，也是护理伦理学的重要理论课题之一，通过护理道德评价，使护理道德理论、护理道德规范和护理道德实践有机统一。

护理伦理故事

第 43 届南丁格尔奖获得者——吴欣娟

吴欣娟，女，硕士，主任护师，现任北京协和医院护理部主任、北京协和医学院护理学院副院长，中华护理学会副理事长、教育部留学回国人员科研启动基金评审专家。1981 年毕业于北京协和医院护士学校，分配至北京协和医院外科从事临床护理工作，历任北京协和医院外科护士、护士长、总护士长等职，并于 1991 年赴美国 Loma linda 大学医学中心进修半年。先后在国家级核心期刊上发表专业论文近 30 篇，主编/主译护理专业书籍8部,并作为项目负责人承担医院内外科研课题近10项。2009年申报的"经外周静脉置入中心静脉导管(PICC)整体管理模式的建立与研究"获得首届"中华护理学会科技奖"二等奖。同时受邀出任《中华护理杂志》《中华临床营养杂志》《中国护理管理杂志》《护理管理杂志》《中华现代护理杂志》《国际护理学杂志》等杂志编委。2003年被北京协和医学院聘任为护理学硕士研究生导师,主要从事护理管理和临床护理方面的工作和研究。2011年,被授予第43届国际南丁格尔奖章。

第一节 护理道德教育

一、护理道德教育的根据和过程

(一)护理道德教育的根据

护理道德教育是指包括对在校学生和在职护理人员进行系统的护理伦理学理论与实践知识的灌输,施加护理道德思想影响,引导学生和在职护理人员成为一个合格的护理工作者。护理道德教育是一项系统工程,是护理人员必须接受的终身教育。护理人员的培养和成长取决于护理技术和护理道德两个因素,这两者之间有着紧密的联系,是相互作用的。护理道德是发挥技术的基础,而护理技术又是护理道德在护理实践活动中的反映。护理道德教育之所以重要,这也是护理道德教育在医疗护理活动中的基本任务及其对护理人员道德修养的形成所具有的重要作用决定的。医疗卫生单位的工作和各项活动,要有序地进行,一方面需要严格的卫生纪律和规章制度来调控,另一方面也需要护理道德的作用来维护,而护理道德的作用又主要是通过对护理人员的社会主义护理道德原则和规范的培养来实现的。护理道德教育是社会主义精神文明和物质文明的一部分,是实现社会风气健康好转的需要。医院的道德状况是社会道德状况的一个窗口。而护理道德状况对社会整体道德状况和社会风气的根本好转影响重大,护理道德教育必须贯穿于社会主义两个文明建设的整个过程。护理道德教育的根本任务,就是要全心全意为病人服务,并使护理质量、保健及人们健康水平都得到提高,这也是社会主义医疗卫生事业的起点和归宿,更是每一个护理人员的崇高职责。只有进行护理道德教育,才能加强护理人员的道德责任感,事业心,保证医疗卫生工作的顺利进行,积极促进社会主义卫生事业的发展。随着我国对外开放的深入,国际医学交往的增多,护理道德教育将日臻重要。

(二)护理道德教育的过程

护理道德教育的过程,应从宏观和微观两个角度来探讨,这样才能全面地分析护理道德教育对提高护理人员的护理道德修养，形成良好的护德护风，促进社会主义医疗卫生事业的发展，从而科学地开展护理道德教育，实现护理道德教育的根本任务。从宏观上讲，护理道德教育首先是一项社会工程，通常表现为一定的社会、社会组织、社会群体等，有组织、有计划地对护理人员施加系统的护理道德影响。护理人员护理道德品质的形成，必须通过全社会有组织、有计划地开展护理道德教育来实现，为此，我们应当把护理道德教育作为社会主义精神文明的一个重要组成内容，与社会主义道德建设结合起来，这是培养护理人员护理道德品质，发挥护理道德的社会作用的先决条件。护理道德教育不能孤立地进行，应当做好以下工作：

1. 丰富和完善社会主义护理道德原则和规范

社会主义护理道德继承了传统道德中的优秀部分，是建立在社会主义经济基础之上的社会主义护理道德原则和规范，反映了社会主义道德的要求。今天，我们要根据新时期的要求和中华民族的优秀道德传统，科学地概括和不断地丰富完善社会主义护理道德原则和规范。

2. 有组织、有计划地实施护理道德教育

把护理道德教育作为社会主义精神文明建设的一项重要内容，制定长期的发展战略，让护理道德教育有组织、有计划、有步骤地得以实施。

3. 从实际出发，制定护理道德教育方针和内容

根据社会主义市场经济建设和发展的客观要求及整个社会主义道德体系的实际需要，及时地制定和完善护理道德教育的实施方针和具体内容。

4. 积极发挥各级政府机构和社会组织的作用，为护理道德教育创造良好的社会环境

从微观上看，护理道德教育的过程是一个理论联系实际的转化过程，即护理人员护理道德品质的培养，提高和完善的过程，表现为确立护理道德观念，培养护理道德情感，锻炼护理道德意志，实践护理道德行为和养成护理道德习惯这样几个环节。

（1）确立护理道德观念：这是使护理人员从不自觉到自觉，逐步认识护理道德的行为标准，明辨是非，区分护理道德实践中的正确与错误，以判断自己和他人的思想与行为，明确前进的方向，自觉调整自己的护理道德行为。

（2）培养护理道德情感：这种情感，是在护理道德观念和对护理工作的正确认识的基础上形成的，是有理智基础的情感。

（3）锻炼护理道德意志：这是为了达到护理道德的要求，护理人员自觉地排除不利因素的影响，是一种约束自己不规范行为的能力和激励自己按照良好护理道德动机所确定的护理道德行为方向坚持下去的动力。护理道德原则和规范转化成护理人员的行为，一般都要经过这一环节。

（4）实践护理道德行为和养成护理道德习惯：这是遵循护理道德原则和规范所采取的行动，是护理道德观念、护理道德情感、护理道德意志在实践中直接的体现和表达，是护理人员的行动表现，也就是把理论转化为实际行动并内化为一种心理上的动

力，这是护理道德教育的最终落脚点。

护理道德教育是一个复杂的过程，在护理道德品质的形成中，必须全面、系统地进行，从宏观到微观综合地予以把握。

二、护理道德的价值导向及护理道德教育内容

（一）护理道德的价值导向

社会主义市场经济的发展，引起了社会各方面的利益关系的变化。我们应当肯定市场机制的引入对护理道德的影响首先是积极的，能推动社会主义护理道德的发展和完善；当然，也要承认不可避免地会带来一些消极影响，出现一些不道德现象。随着社会主义市场经济的建立和完善，以及医疗卫生改革的不断深入，其消极影响将越来越小。为了正确认识这种影响及其发展趋势，促进护理道德教育的发展，对护理道德进行必要的道德判断与价值取向，是具有重要的现实意义的。

在社会主义市场经济条件下，作为精神文明建设重要内容的护理道德面临着许多新问题和新挑战。根据社会主义护理道德与传统道德和市场经济之间的辩证关系，护理道德的价值取向要在马克思主义的指导下，一方面要继承和发扬优秀的道德原则和规范，另一方面必须把护理道德原则和规范与现实紧密结合起来，使社会主义护理道德与社会主义市场经济相互协调，相互配合，建构新的社会主义护理道德价值观体系。

1. 重视两个效益

建立既重视社会效益，也不忽视经济效益的护理道德价值观。医疗卫生事业具有很强的社会福利性，但在社会主义市场经济条件下，医疗卫生工作不能不受商品经济和价值规律的影响。加强经济管理，注重经济效益，也必然要在医疗实践中表现出来。实践证明，医疗卫生单位，在把社会效益放在首位的前提下，注重经济效益，既能增强医疗卫生事业自我发展的动力和后劲，又能促进社会主义护理道德的发展与建设。

2. 建立“义利相统一”的护理道德价值观

在社会主义市场经济条件下，要求护理人员完全不考虑个人利益，是违背社会主义市场经济价值规律的，忽视对护理人员个人利益的维护，也是不符合护理道德要求的。但是，护理人员的个人利益必须以集体和社会的利益为前提，服从集体和社会的利益。这种“义利相统一”的护理道德观，符合时代的要求，是护理道德发展的一个大进步。

3. 建立竞争与协作相统一的护理道德价值观

多元化的卫生机构格局的出现和社会主义市场经济的建设，使医疗卫生单位和医护人员之间，医疗卫生单位之间的竞争不可避免。但是，社会主义的竞争是相互促进，相互协作和相互配合的竞争，不能因为经济利益而使竞争带上“你死我活”的

色彩。因此,强调竞争和协作相统一大有必要,而且这也是社会主义市场经济发展的客观要求。

(二)护理道德教育的内容

对在校学生和在职护理人员进行系统的护理道德教育,是一项经常的工作,也是提高护理人员护理道德修养,促进医疗卫生事业改革和发展的根本途径。护理道德教育的内容是多方面的,概括起来主要包括以下三个方面:

1. 护理道德原则和规范的教育

把护理道德原则和规范以准则、行为规则、规章制度等多种形式肯定下来,作为护理行为和护理道德评价的标准,通过护理道德教育包括开展各种形式的护理道德活动进行。在此基础上,护理道德教育还须注重护理人员护理道德信念的教育,使其把护理道德原则和规范内化为一种内心信念,自觉规范自身的医疗行为。

2. 服务思想和护理作风教育

服务思想和护理作风教育,是对护理人员进行为人民服务,为发展社会主义医疗卫生事业服务的思想教育,要求护理人员必须树立为人民服务的思想,把自己的学习和工作与国家、社会的利益紧密联系起来,这是建立高尚护理道德的前提。同时,护理人员要培养自己"一切为病人"的思想情感,把"爱病人"的观念作为自己的牢固职业信念,对病人一视同仁,平等对待,真心实意为病人服务,形成护理人员特有的思想情感。良好的护德护风对推动整个社会风气的好转起积极的推动作用。

3. 守纪律的教育

纪律是做好一切工作的保证。在护理实践中,护理人员要严守上下班和交接班制度,严格遵守医院的各项制度,因为守纪律不仅关系到医疗质量,而且是护理道德品质的一个重要体现。我们要把加强对护理人员的守纪律教育作为护理道德教育的一项重要内容来抓。一个护理人员的护理道德品质的形成和发展是一个教育实践过程,而这一过程是以护理人员的自我教育为前提的,是一个不断再教育的过程。

三、护理道德教育的方法

护理道德教育的方法是多种多样的,我们可以根据教育对象的不同,选择不同的方法。要使护理道德教育达到预期效果,各地各部门,各学校就必须根据自己的实际情况,采取切实可行的方法。

1. 和思想教育结合起来

护理道德教育与思想政治教育(包括政治理论课和思想品德修养课)有紧密的联系。两者均属医药院校和医疗单位思想政治教育的重要内容,其目的都是为了培养护理人员的社会主义道德品质、道德风尚和全心全意为人民服务的思想,思想政治教育是一项更广泛更系统的教育,它为形成良好的思想道德教育奠定了基础。这两者之间既相互联系又有一定的区别。因此，思想政治教育不能替代护理道德教育，而必须在思想政治教育的过程中，结合护理人员的职业特点，有针对性、有计划性地进行系统的护理道德教育。

2. 坚持系统教育

坚持系统教育，是学生和在职护理人员全面了解护理道德的基本方法，目的在于使他们较系统地理解和掌握护理道德理论体系，培养良好的护理道德修养，提高护理质量。一般来说，各学校都采用课堂讲授和讨论相结合的方法来学习护理道德理论，并运用先进护理道德事迹进行直观教育，如聘请德高望重的专家或先进人物讲课等；利用各种电化教学手段，多媒体多向性地进行教育；参观英模事迹展览；结合医学科学发展和临床具体实践展开案例的伦理分析；组织学生和护理人员进行自我教育，在医疗护理实践中学习护理道德等。这些方法，对于加强护理道德教育，取得良好效果，有着十分重要的作用。

3. 开展渗透教育

我国医药院校是培养德高技精的医学人才的基地，专业教育和护理道德教育同是医药院校的主要教学任务。在专业教育的过程中，不断渗透护理道德教育，使学生在学习专业理论的同时，接受护理道德教育，这样也丰富了专业理论的教学内容。尤其是在临床教学中，我们更应在提高学生临床技能和护理知识的同时加强护理道德实践的指导，使护理道德理论与护理道德实践紧密结合起来，既不断提高了护理人员的临床技能，又加强了护理人员的护理道德修养。

总之，只要我们充分认识护理道德教育的重要性，了解护理道德教育的过程，掌握护理道德教育的规律，坚持正确、科学的价值导向，不断地丰富和完善护理道德教育的内容，并采用切实有效的教育方法，护理道德教育才能达到良好的效果，社会主义医疗卫生事业才能健康地发展。

四、护理道德教育的基本原则

1. 主体性原则

护理道德教育需要在给护理人员灌输护理道德认识和护理道德规范的同时，强调发挥人的主动性，调动护理人员作为参与者的主观意识，激发人们自我教育、自我实践、自我完善的自觉性，促进人们形成良好护理道德品质的主动性。

2. 效益性原则

进行护理道德教育首先要讲社会效益，但这并不意味着可以不要经济效益。社会效益和经济效益是相互促进的，只搞“大锅饭”不讲经济核算，会使医院陷入困境，影响医疗卫生事业的发展，损害人民健康保健事业。那么，社会效益也就无从谈起。因此，护理道德教育要抓住这一辩证关系，才能收到良好的效果。

3. 社会性原则

随着医学科学的发展和医疗卫生事业的日益社会化，护理道德教育的社会性越来越明显，它不仅贯穿于医疗卫生战线的各级、各类人员的职业活动之中，还渗透在社会的文化、经济、政治各个领域，涉及家庭的、公共的、过去的、现在的和将来的一切生活范围。所以，开展护理道德教育，不仅是医疗卫生部门的事，而且是全社会的一项事业。

第二节 护理道德修养

一、护理道德修养及其重要性

（一）护理道德修养

修养是指人们在政治、理论、道德、学术和技艺等方面，勤奋学习和涵养锻炼的功夫，以及经过长期实践而达到的一种能力或思想品质。护理道德修养是护理人员通过自我教育，自我磨炼，把护理道德原则和规范转化为个人护理道德品质的过程。

（二）护理道德修养的重要性

1. 进行护理道德修养是护理工作职业特点的需要

护理道德修养是一种特殊的职业道德修养，它与一般道德修养既有统一又有所区别。由于医疗职业的特点，护理工作的任务是防病治病，保障人民群众的身心健康。社会上不管什么人，都要和护理人员发生联系，护理人员护理道德修养的好坏，对整个社会有着重要的影响。因此，护理人员必须具备有高尚的护理道德品质，切实地进行护理道德修养。

2. 加强护理道德修养是护理道德修养自身特点的需要

护理道德的社会作用的发挥，和护理人员的护理道德修养是紧密相连的。护理道德修养具有自觉性的特点。处在大体一致的环境和条件下的护理人员，护理道德水平的高低，很大程度上取决于护理道德修养的自觉程度。因此，努力加强护理道德修养，是培养护理人员高尚护理道德品质的重要手段。

3. 进行护理道德修养是树立正确的人生观的需要

人生观是人们对人生目的和意义的根本看法和态度。无产阶级人生观对于护理人员的护理道德品质和行为影响极大，它指导着护理人员进行护理道德行为选择和护理道德评价选择、以接近或达到护理道德理想境界。护理人员要加强护理道德修养，经过主观努力树立起无产阶级人生观，全心全意为人民群众服务。

二、护理道德修养的内容

1. 提高护理道德认识

提高对护理道德理论、基本原则和规范的认识。正确的认识是正确行为的依据，有了正确认识，才会有正确行动，才能依据护理道德理论进行正确的护理道德修养。

2. 培养护理道德情感

护理道德情感是以护理道德认识为基础而形成的一种对现实道德关系的一定爱憎的情绪体验。护理道德情感是护理道德修养的关键内容。护理人员如果没有良好的护理道德情感，就谈不到良好的护理道德品质。培养良好的护理道德情感，就必须在护理道德理论指导下，热爱病人，同情病人，热爱本职，刻苦钻研。随着这种情感的增强和深化，护理人员的事业心和责任感也就会日益增强。

3. 锻炼护理道德意志

护理道德意志是护理人员在履行护理道德义务时自觉克服困难的毅力和能力。只有在护理道德意志的作用下，所形成的恒定的护理道德行为，才能称为护理道德品质。护理道德意志薄弱者，在实践护理道德义务时，会表现为忽冷忽热，患得患失，甚至人云亦云，随波逐流。所以，要加强护理道德修养，锻炼护理道德意志，自觉地履行护理道德义务，有百折不挠的忘我精神，敢担风险，知难而进。

4. 坚定护理道德信念

护理道德信念是护理道德认识、护理道德情感、护理道德意志的深化和升华，是护理道德品质的核心。护理道德信念可以使正确的护理道德动机所指导的护理道德行为坚定和持久，从而达到护理道德修养的较高层次“慎独”境界。

5. 护理道德行为实践

护理道德行为是护理人员在护理活动中依据护理道德认识、护理道德情感、护理道德意志以及信息水平，所选择的态度和做法。它除了来源于护理道德认识、情感、信念、动机等心理因素外，还来源于护理道德习惯。护理道德行为是护理道德品质的外在表现，是评价护理道德品质、护理道德价值的客观标准。因此，我们要重视护理道德实践，努力把自己锻炼成为护理道德高尚的护理人员。

三、护理道德修养的方法

1. 必须坚持实践第一

护理道德修养是护理人员在护理实践中的一种自觉、理智地磨砺改造自己的活动。只有在护理实践中，对病人、对集体、对社会的各种关系中，以及各种矛盾中才能将护理人员的行为表现出来。在护患关系中，抢救急重病人，要吃苦耐劳，连续工作，还可能要承担一些风险。即使如此，有时还会遭到病人、家属及社会的误解。在护际

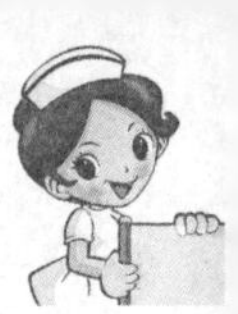

关系中，也会因为素质、品德、个性、经验和知识诸方面的差异而形成各种矛盾。这些都不是靠良好的愿望就可以解决的，而需要在实践中加以修养，学会正确地调整和处理各种矛盾，反复磨炼，得以提高。

2. 从榜样中吸取力量

加强护理道德修养，就要向模范、先进人物学习，从榜样中吸取力量。我国广大护理人员，发扬社会主义人道主义精神，涌现出许多英雄模范，广大医护人员要向他们学习，不断加强护理道德修养，为振兴祖国的卫生事业贡献自己的力量。

3. 坚持内省贵在慎独

内省，就是自己反省，就是要注意经常地自我批评，加强护理道德修养的过程。护理人员在护理工作中难免存在某种缺点、弱点，甚至错误。因此，要经常反思和检讨自己的思想、意识、言论、行为，自觉地改正自己的不足。“慎独”既是一种修养方法，又是一种崇高的思想修养境界，是指在个人独处时候，仍然能谨慎遵守道德原则。中外古代的一些名医，无不注意培养“慎独”精神。由于护理工作的特点，“慎独”的要求对护理人员就更加严格。如在检查病人时，在夜班工作时，在护理操作时，在实施手术时，都可能失去别人的监督。护理人员职业行为的这些特点，要求我们必须加强护理道德修养，努力达到“慎独”的修养境界，坚持始终对病人负责，决不做有愧于病人的事情。

四、护理道德修养的基本原则

1. 实践性原则

护理人员高尚的护理道德品质的形成和护理道德修养作用及力量的发挥依赖于护理实践。因为护理道德规范如同政治原则一样，都要通过人们的社会实践来实现。当我们懂得了社会主义护理道德原则与规范之后，就应该在为人民服务的实践过程中，做到身体力行，并以此不断对照自己的言行克服自身不足。只讲不做，言行不一，表里不一，是不能培养出高尚的护理道德品质的。

2. 自觉性原则

护理道德修养要自觉。首先，护理人员在日常的工作实践中，时时处处要做有心人，利用一切条件培养锻炼护理道德品质。其次，开展批评与自我批评更贵在自觉，只有这样，才会使外在的社会主义护理道德原则、规范，内化成自己思想上的信念，进而转变成实际行动，最后形成高尚的护理道德品质。

3. 持久性原则

护理人员要加强护理道德修养就要坚持“持之以恒”原则。因为在护理实践中经常会遇到这样和那样的困难和曲折，这就要求我们要磨炼自己的护理道德意志，增强克服困难的毅力，越是困难，越要奋发图强，越有险阻，越要激流勇进。只有长期地、坚持不懈地努力，才能真正培养出社会主义的高尚护理道德。

第三节 护理道德评价

一、护理道德评价的含义及其重要性

护理道德评价就是人们根据一定的标准和原则,对护理人员或医疗卫生单位的行为和活动所作出的一种道德或不道德的判断。护理道德的评价是护理伦理学必须研究和讨论的一个问题。护理道德评价的重要性主要表现在两个方面:

1. 护理道德评价是护理道德发挥作用的主要因素

护理道德评价是一定社会或时代的护理道德原则和规范赖以发挥作用的主要因素,人是有思想,有意识的。护理人员各种行为也总是受自己一定的思想和意识所支配,是主观意识的外在表现。由于人们所处的时代不同,社会地位、文化素养和思想意识不同,对护理人员行为和医学科学发展中出现的一些新生事物的评价也会存在很大差异。医护工作中,经常会遇到一些和传统观念相矛盾的问题,如试管婴儿、人工授精、器官移植等,如果能很好地从护理伦理观念上加以解决,作出正确的评价,不仅对医学科学技术的发展有促进作用,而且也能推动护理道德建设和发展。在社会主义社会的今天,人们进行护理道德评价,应当根据社会主义护理道德原则和规范,对护理人员的行为作出是否符合护理道德要求的正确评判,分清哪些行为是道德的,是高尚的、美好的,哪些行为是不道德的,是卑鄙的、丑恶的。这种对护理人员行为的有褒有贬的裁判,不仅能使他们产生对高尚护理道德行为的热爱和热衷,对违背护理道德准则和行为的憎恨和厌恶。而当自己做了违背护理道德准则的事时,也能扪心自问,达到自我节制,从而激发强烈的护理道德责任心和荣誉感,自觉地按照护理道德原则和规范去选择、调整自己的行为。因此,我们说护理道德评价是护理道德原则和规范在一定的社会和时代赖以发挥作用的主要因素。

2. 护理道德评价是形成高尚护理道德重要因素

护理道德评价是促进护理人员形成正确护理道德观念和高尚道德的重要社会因素。一些技术高明、品德高尚的护理人员,群众对他们的行为给予肯定的评价,会激励他们正确的护理道德观念,强化和提高他们高尚的护理道德品质。相反,对一些人的丑恶、自私、虚伪、卑鄙的行为,群众也会作出否定的评价。这样的评价作为一种社会控制的形式,深刻影响着护理人员的思想,使他们懂得什么是善,什么是恶。护理道德评价虽然不像法律那样具有强制作用,但是有时在法律无法起作用的地方,它却能成为法律的补充,通过社会舆论的力量,制约着护理人员的行为,促使护理人员遵从社会主义护理道德规范。

综上所述,护理道德的作用要靠护理道德评价来实现,没有护理道德评价,也就没有护理道德。护理道德评价正确与否,影响着医学科学技术的发展,决定着社会的护理道德风尚的发扬。

二、护理道德评价的标准

（一）护理道德评价的客观标准

医学科学的发展目的在于防病治病，确保人类的健康长寿。因此，对护理人员的道德评价也应以是否有利于病人健康为基点，所以，护理道德评价的客观标准应该包括：

（1）是否有利于病人病情的缓解，痊愈与减轻病痛。

（2）是否有利于人类的健康长寿。

（3）是否有利于人类生存环境的保护和改善。

（4）是否有利于医学科学的发展和进步。

上述四项标准不仅反映了职业道德的特点，也体现了一般社会道德评价的基本要求。它不仅考虑到解除病人的现实痛苦，还考虑到医学科学的长远发展；不仅考虑到病人个体的利益，还考虑到人群的健康长寿这一整体利益；不仅考虑到医学本身的发展，还考虑到整个社会的进步；不仅考虑到人类个体的生理因素，还考虑到人类赖以生存的环境的保护和改善。因而使护理道德评价更加全面，更趋合理。应该指出的是，所谓有利于病人病情的缓解，痊愈与减轻病痛，是指行为对病人的治疗全过程而言的。某一护理行为虽然为病人解除或减轻了某一方面的痛苦，但同时在另一方面给病人带来了更大的危害，这种行为不是对病人健康负责的行为，所以不能被认为是道德的。与此相反，某一护理行为虽然给病人带来某些暂时的不利，而这种不利在目前护理技术条件下难于避免，并且在总体上对病人健康是有利的，这种护理行为就应视为是道德的。

在护理道德评价中还应注意的是，在对护理行为进行护理道德评价时，要把服务态度和护理技术统一到病人健康的恢复这一基本原则之中。在日常工作中，人们常常把病人的满意或病人及其家属对护理人员的赞扬当做评价护理行为道德高尚与否的标准，有的医院甚至把病人给护理人员的感谢信，表扬信的多少作为衡量护理道德的尺度。这样做是否符合护理道德评价的标准呢？一般地说，病人及家属对护理人员的赞扬在多数情况下反映了护理人员对病人是负责的，服务是周到热情的，从这种意义上说，病人对护理人员的表扬多少，对衡量护理道德高尚与否的确起着重要的参考价值。但是，“有利于病人健康”不仅需要护理人员热情周到的服务态度，更需要护理人员高超的护理技术和认真负责的科学态度。病人有时由于对护理人员的依赖和本身医学知识的匮乏，对自己的病情和健康利益难于从医学科学的角度全面的理解，往往只着眼于护理人员的热情和一时的舒适。有的护理人员为了让病人和病人家属赞扬而不顾疾病的治疗原则，对病人有求必应；或者对病人态度虽然热情，但在治疗过程中由于技术水平或其他方面的原因，给病人的健康带来了不应产生的损害，而病人本人却一时不能察觉。在这种情况下，病人及其家属的赞扬就很难作为护理道德评价的标准。而由于社会不良风气的影响出现的某些假表扬、授意表扬，就更谈不上护理道德高尚了。判断某一护理行为是否符合护理道德的要求，必须从具体情况出发，从医学科学发展的实际水平出发。某一护理行为由于医学科学发展水平所限，虽不能挽救病人的生命，但我们不能因此而认为这一护理行为是不道德的。同样，我们也不能原谅那种对于某种疾病过去无法治愈，而现在可以治好而未治好的护理行为所承担的道德责任。

（二）护理道德评价指标的客观要求

护理道德评价虽然有了上述标准，但在实际工作中进行护理道德考评时，往往由于标准过于笼统而难以进行，因此有必要提出护理道德评价的客观要求。

护理道德评价指标的客观要求大致可概括为十个方面：

（1）热情和蔼，语气温和，不应出口不逊，恶语伤人。

（2）尊老爱幼，平等待人，不应有亲有疏，看人行事。

（3）忠于职守，救死扶伤，不应拒诊推诿，见死不救。

（4）自爱自重，无欲无求，不应以职谋私，要挟勒索。

（5）周密谨慎，认真负责，不应玩忽职守，粗枝大叶。

（6）谦虚诚恳，尊敬师长，不应妄自尊大，目中无人。

（7）助人为乐，团结协作，不应排斥异己，设难拆台。

（8）勇担风险，不计得失，不应避重就轻，争名逐利。

（9）实事求是，忠于客观，不应弄虚作假，欺世盗名。

（10）虚心好学，取长补短，不应不懂装懂，嫉贤妒能。

在明确护理道德评价指标的客观要求的基础上，有的单位采取分段、积分的方法，用积分的多少表现护理道德高尚和低下；有的采取护理人员，领导，病人相结合的评议方法，最后由科室领导统一审定，从而得出个人护理道德评价的总成绩。

上述十项要求和评价方法体现了社会主义护理道德规范和护理道德评价标准的精神，从总体上看是行之有效的，但各单位的实际情况有很大差异，因此，具体评价时还应从实际情况出发，因地因时制宜，制订出切合单位本系统实际的具体要求和评价方法。

（三）护理道德评价的依据

明确了护理道德评价的标准和具体指标要求，给我们进行护理道德评价提供了方便条件，但是，进行护理道德评价只靠标准并不能解决护理道德评价中的全部问题。进行护理道德评价不仅需要客观标准，还需要有评价的依据。护理道德评价的依据包括两个方面，即动机与效果的辩证统一和目的与手段的一致性。

1. 动机和效果

动机是激励人们去行动的主观原因，效果则是由行动而产生的有效结果。马克思主义认为，在道德评价上必须坚持动机与效果辩证统一的观点。在进行护理行为的护理道德评价时，也应坚持动机和效果统一的观点，也必须把动机与效果联系起来，放在客观的护理全过程中加以分析，才能作出比较正确的评判。在护理道德评价过程中，也会遇到护理行为的动机与效果不一致的情况。有时好的动机未必产生好的效果。比如某一护理人员一心想把病人治好，但由于病情复杂，限于当时当地的技术水平和医疗护理设备，虽经全力抢救，仍不能使病人转危为安。对于这种情况，我们决不能据此而否认护理人员的护理行为的道德价值。因为，这个护理人员的道德可能是很高尚的，而仅仅依据效果不理想或失败的事实，就对护理人员进行责难，就显然是片面的。与这种情况相反，有时不良动机也可能引出好结果。比如某一护理人员为了获取个人名利，冒险地选择了自己无把握的操作，可能凑巧把病治好了，也可能得到病人及其家属的满意和赞扬，但是我们决不能以此而断定这个护理人员的护理道德是高尚的。人们的行为动机包括目前动机和长远动机，效果包括目前效果和长远效果，我们在进行护理道德评价时必须把目前动机和长远动机，目前效果和长远效果结合起来。作为一个对人民负责的护理人员要尽量使自己的动机与效果统一起来，消除动机与效果不一致的情况，这不仅有利于我们对护理行为的评价，也是我们护理服务的目的所决定的。要做到这一点，首先，要求护理人员把为病人负责的精神落实到护理实践中。其次，要求护理人员具有精湛的技术和熟练的操作，另外，还要有勇于改正缺点和错误的决心。只有这样，才能在实际效果与动机相矛盾的时候，及时总结经验教训，纠正和调整自己的行动，同时采取适宜的措施，使动机和效果相一致，符合护理道德规范的要求。

2. 目的与手段

目的是护理人员经过自己的努力所希望实现的目标，手段则是为了实现目标而采取的措施、办法和途径等。目的与手段是互相联系、互相制约的。目的决定手段，手段必须服从目的，没有目的的手段是毫无意义的，而脱离手段的目的也只能是空中楼阁。因此，我们在进行护理道德评价的时候，必须从目的与手段相一致的观点出发，不但要看其目的是否正确，还要看其是否选择了符合道德原则的手段。就目的而言，绝大多数的护理人员都以把病人治好，使之早日康复为目的，这一目的无疑是合乎道德的，可称之为医学目的。当然，也不能排除极少数的护理人员是为了个人私利或其他企图，这种不合乎道德的目的，也可称之为非医学目的。护理人员在护理病人的过程中，不仅要有正确的目的，还应采取合乎道德原则的手段。护理手段的道德原则应有以下四点：

（1）选用的诊疗护理手段应经实践证明有效：作为临床应用的一切诊疗护理手段，包括新技术和新药物的应用，如果未经严格的动物实验和临床实验等证明是有效的，都不能采用。

（2）选用的诊疗护理手段应经过实践证明是最佳的：一是疗效最佳，二是安全，毒副作用少，三是痛苦最小，四是耗费最少，无论是自费还是公费，在采用诊疗护理手段和选用药物时，都要考虑卫生资源的耗费和病人的经济负担。

（3）诊疗护理手段的选择应与病程、病情相一致：如果出于某种企图该治不治，大病小治，小病大治，都是违反护理道德原则的。

（4）选择诊疗护理手段必须兼顾社会利益和多数人的利益：一切可能给社会带来不良后果，虽对个别病人有利，却给更多人带来灾难的手段都是不宜采用的。除此之外，少数护理人员由于个人私利为目的或其他原因，迎合少数病人不正当需要，也是不道德的。

三、护理道德评价的方式

明确了护理道德评价的标准和根据，就可以对护理人员的护理行为作出正确的评价，而这种评价还要通过一定的方式进行。护理道德评价的方式主要有三种，即社会评价、自我评价和同行评价。

(一)社会评价

社会评价就是通过社会舆论对护理人员的护理行为的道德评价和鉴定。社会舆论也就是众人的言论,在不同的历史条件和不同的情况下,多数人对某一事物形成一种共同的看法,这种共同的看法就形成了社会舆论。社会评价表现为一种无形的道义力量。一个护理人员的护理行为如果是高尚的,常常受到较高的社会评价。反之,就要受到社会舆论的谴责。因此,社会评价可以调整护理人员的道德行为,也是促进道德风尚形成的主要因素。社会评价在护理道德评价中具有特殊的地位,它的特殊作用是与社会舆论作用的特点分不开的。社会舆论是在一定历史条件下多数人对某一问题的看法,因而它存在于社会成员每一个人的思想中,通过人们的谈话、议论甚至举止表现出来,因而它的作用是无形的。受到社会舆论谴责的人,时刻都会感到有一种强大的压力包围着自己,有千万只眼睛在注视着自己,使他感到羞愧,难以自容,非常孤立,甚至无法抗拒这种无形的力量。受到舆论谴责的人,毫无例外地都会感到精神上的触动。尽管这种作用不表现为行政处分和经济制裁上,但却往往会给人以更大的刺激。社会评价作为护理道德评价的一种方式,对护理人员的行为确实有制约或鼓励的作用,但这种作用却因人而异。同一社会舆论,有的人充耳不闻,似乎无动于衷,这是因为人们的内心信念不同。内心信念不同,对舆论感受也就截然不同。因此,可以说社会评价对人的行为的影响与约束只有相对的、有限的意义,而具有决定意义的,则是人们的内心信念。而通过内心信念所表现出来的道德评价就是自我评价。

(二)自我评价

自我评价是对自己本身的行为、道德品质、信念动机的道德感受、评判、鉴定,是人的良心、尊严、信念所具有的特殊功能。在自我评价中"我"既是评价者,又是被评价者。自我评价具有强烈的主观性与个体性的特征,鲜明地体现了人的道德能动性,是人所独有的意志自由的证明。自我评价的标准不是纯粹自我设定的,而是社会道德规范和原则的内化。心理学家通过大量的研究成果证实,自我评价是在集体中形成的,人始终有他心目中的参照团体,并在这一团体中确定自己的价值定向的标准,用以评价和检验自己的行为。社会的道德原则和规范总是要深入到人的心灵深处,个人也总是自觉或不自觉地接受下来,化为扪心自问的尺度。自我评价虽然是在没有他人直接参与的内心道德法庭中进行的。但是,自我评价绝不是与社会他人完全隔绝的,而是与社会他人息息相通的心理过程。人们对自己行为的评价,与对别人的评价分不开,与社会,他人对自己的评价分不开。自我评价的过程犹如一支交响曲,在这支交响曲中,时时回荡着社会和他人的音响。正如费尔巴哈所说的那样:"我的良心的声音不是独立的,发自太空的或以奇异的自生方式从自己身上产生的声音,它只是被我损害的人的痛苦喊声的回响,只是欺负别人,也欺负自己的人的有罪判决的回响。"① 要在自我评价时对自己行为和动机道德意义的判断,实质上是以他所属的那个社会、集体的

① 费尔巴哈:《哲学著作选集》第1卷,第630页。

名义作出的，绝不是单纯以个人的名义。从这种意义上说，自我评价只不过是社会评价的特殊形式。自我评价虽然作为社会评价的特殊形式，但它却具有社会评价所没有的广度和深度。就广度而言，自我评价能够在社会评价不能涉及的场合下发挥监督制裁作用。它促使护理人员自觉检点自己的一言一行，谴责并克服隐秘的缺点错误，做到在自己面前比在别人面前更知耻，从而保证职业道德的纯洁性。就自我评价的深度而言，它能够深入到人的内心世界最隐秘的领域，对自己的欲望、意图、动机、信念、理想等道德观念进行评价。诚然，社会评价不仅针对人的行为，也涉及人的动机。但是，由于动机往往需要在一系列的行为中才能真实地显现出来，所以社会和他人要正确地认识和评价一个人的动机，就需要考察这个人的一系列行为。而自我评价则不同，它往往能够直接对行为的动机进行评判裁决。这种情况突出表现在某些动机甚至未付诸行动之前就成了自我评价的对象。事实上，人的动机形成过程，总是伴随着自我评价。当人们向自己发出“我应当这样做”的指令时，往往同时又会向自己提出“我这样做对吗？”的疑问，而对这一疑问的回答，就是在进行自我评价。护理道德的自我评价是实现护理道德调节—监督的关键环节，是发挥个人护理道德修养的自觉性和主动性的重要保证。因此，每个护理人员都应不断丰富自己的护理道德知识和护理道德情感，完善自我评价的心理机制，提高自我评价的能力，从而提高自己的护理道德修养水平。

（三）同行评价

同行评价是指护理人员对某一同行的护理行为所进行的护理道德评价。同行评价虽类似于社会评价，但它也有不同于社会评价的特殊性。首先，由于护理人员对疾病的诊治常规和处置原则比较熟悉，对于护理行为的道德评价不仅可从服务态度是否热情等表面现象上着眼，还可以从其处置是否得当，对病人是否真正负责等技术问题上考评。其次，由于护理人员整日工作在医院，与被评价者同样接触病人，扮演同样的社会角色，角色认知水平相近，因此，他们对护理人员护理行为的评价更易为被评价者所接受。再次，护理人员对医学科学技术的进展，对某些由于传统习俗而不易被群众理解和接受的护理行为有较科学的、正确的认识，对一些护理行为的道德评价更为客观、合理。此外，由于医院人事制度的改革，人们的竞争观念逐日加强。在这种形势下，护理道德的同行评价会有更加独特的作用。毋庸讳言，同行评价有时也有其消极的一面，护理人员因处于同样的社会地位，往往从护理人员本身的角度认识问题。如对行业不正之风、收受红包等，认识常常不能统一。这些情况的出现，也可以从另一个侧面反映出护理人员护理道德修养水平。因此，要杜绝这种现象，只能从加强护理道德教育，提高护理道德修养入手，提高护理人员的职业道德，使同行评价的积极作用得以充分发挥。

护理伦理案例

病人李某，男，40 岁。患麻痹性肠炎、肠梗阻。因不能进食而插鼻饲管并行输液支持治疗。医师查房后口头医嘱：“见尿后输入氯化钾 10mL。”待病人有尿后，护士执行医嘱时未再追问，即将15%氯化钾10mL直接推入静脉输液壶内，致使病人心搏骤停。

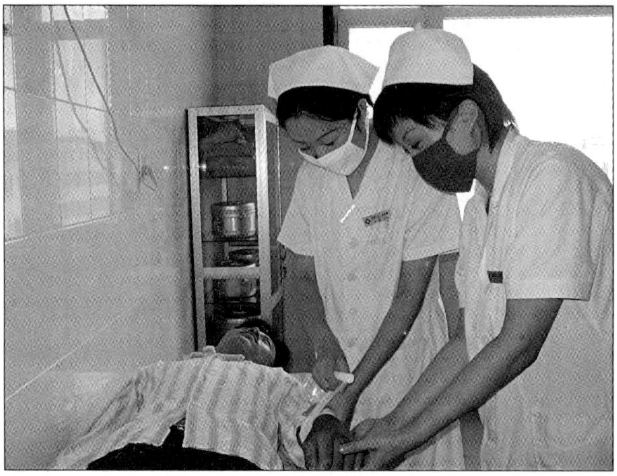

【伦理分析】

上述案例属于过失性医护缺陷，护士应负重要责任。医生违反了卫生部“医嘱制度”规定中“除再抢救或手术中外，不得下达口头医嘱。下达医嘱，护士需复诵一遍，经医生查对药物后执行，医生要及时补记医嘱”的规定。因此，医生负有一定责任。然而，护士行为违反了：

1. 医护关系中“尊重信任，彼此监督”的道德规范。医护双方为了共同维护病人利益，为防止医护差错事故的发生，必须互相制约和监督。当护士执行医嘱时，一旦发现医嘱有误或不清楚应当询问清楚后再执行。该案例中，护士未追问清楚，便错误地执行口头医嘱，因此不符合医护关系道德的要求。

2. 违背了护患关系中“热爱本职，精益求精”的道德规范。该护士业务不精，不懂得氯化钾不能静脉推注，以致酿成医疗事故。

思考题

1. 简述护理道德教育的原则和方法。
2. 护理道德修养的方法有哪些？
3. 简述护理道德评价的标准、依据、方式和作用。
4. 在护理实践中，如何做到目的和手段的统一？
5. 怎样做到坚持内省和慎独？

附录
国内外医护伦理学经典文献

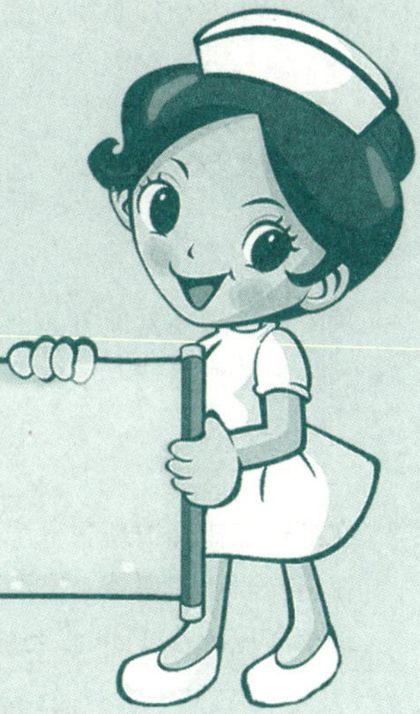

附录一　国际护理学会护士守则

（1973 年）

国际护理学会 1973 年批准了这个国际护士道德守则。这个文件比较 1965 年公布的有几处明显的修改：(1) 本文件明确了在护理工作中护士的任务和责任，删去 1965 年守则中“护士的义务是机智而忠实地执行医嘱”的内容，因为这种提法有取消护士的判断和责任的意味；(2) 1965 年守则在“护士相信……保持人的生命”之后，加上“护士的基本任务有三个方面：保存生命，减轻痛苦，增进健康。”1973 年守则在此处改为四个方面：“增进健康，预防疾病，恢复健康和减轻痛苦。”并加上“护理从本质上说就是尊重人的生命，人的尊严和人的权利。”(3) 传统观点对于有道德的护士，1965 年守则是这样表达的：“护士的个人行动不得有意漠视其生活及工作的社会所能接受的行为方式。”1973 年守则特别强调职业的独立性，作了这样的修改：“护士在作为一种职业力量起作用时，个人行为必须时刻保持能反映职业荣誉的标准。”

护士的基本任务有四个方面：增进健康，预防疾病，恢复健康和减轻痛苦。

全人类都需要护理工作。护理从本质上说就是尊重人的生命，尊重人的尊严和尊重人的权利。不论国籍、种族、信仰、肤色、年龄、政治或社会地位，一律不受限制。

护士们对个人、家庭和社会提供卫生服务，并与有关的群体进行协作。

护士和人民

护士的主要任务是向那些要求护理的人负责。

护士作护理时，要尊重个人的信仰、价值观和风俗习惯。

护士掌握由于病人对她信任而提供的情况，要注意保密。

护士与临床实践

护士个人执行的任务就是护理实践，必须坚持学习，做一个称职的护士。

护士要在特殊情况下仍保持高标准护理。

护士在接受或代行一项任务时，必须对自己的资格作出判断。

护士在作为一种职业力量起作用时，个人行动必须时刻保持能反映职业荣誉的标准。

护士与社会

护士们要和其他公民一起分担任务，发起并支持满足公众的卫生和社会需要的行动。

护士与其共事的成员

护士在护理及其他方面，应与共事的成员保持合作共事关系。

当护理工作受到共事成员或任何其他人威胁的时候，护士要采取适当措施以保卫个人。

护士和职业

在护理工作和护理教育中，在决定或补充某些理想的标准时，护士起主要作用。

在培养职业知识核心方面，护士起积极作用。

护士通过职业社团，参与建立和保持护理工作中公平的社会和经济方面的工作条件。

附录二　美国护理学会护士守则

这个包括十一点护士道德的文献，1950 年通过，1976 年修正。全文包括两个部分，在各点之内，还有解释的条文，因限于篇幅，解释只译小标题或简要内容，目的是要读者注意：① 关于护理道德的规定，范围很广，涉及专业以外的社会问题；② 强调护士对患者的责任；③ 提出警惕护士不务正业和现代护理的道德含义；④ 关于道德标准的价值和信念。

（一）护士为尊重人类的尊严和患者的平等而服务，不因患者社会地位、经济地位、个人属性或健康问题的性质而有所限制

1. 患者自决
2. 患者的社会经济地位
3. 患者的个人属性（如年龄、性别、种族、肤色、性格及其他个人属性）
4. 健康问题的性质（如急性或慢性病）
5. 护理地点（如病房、门诊、家庭、监狱等）
6. 濒死患者

（二）护士要捍卫患者的隐私权，明智地保障情报的机密性

1. 对医疗小组透露
2. 以担保护理质量为目的而透露
3. 对他人透露患者与护理无关的问题
4. 对法庭透露
5. 查阅病历

（三）一旦医疗及安全因别人的失职、不道德或非法行为而受到影响时，护士对患者要挺身而出

1. 作支持患者的角色
2. 揭发行动
3. 随访行动
4. 总结经验教训

（四）护士对个人的护理判断和护理行动有义不容辞的责任

1. 承担义务与责任
2. 义务
3. 责任

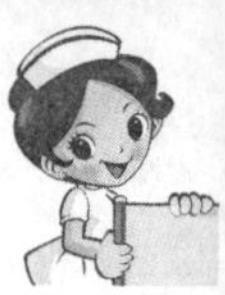

4. 工作评价(个人评价与同事评价)

(五) 护士对护理工作必须始终称职

1. 个人责任称职
2. 护理工作称职的尺度
3. 继续称职的继续教育
4. 护理工作在同行中的责任

(六) 护士在邀请会诊、接受任务或代表出席护理活动时,要出具证明并使用个人的职称

1. 护士作用的改变
2. 不违法乱纪
3. 邀请会诊
4. 出席会议代表的责任
5. 接受任务

(七) 护士应对发展护理专业的学问做出贡献

1. 护士与科学研究
2. 科学研究的总方针
3. 科研中要保护人权
4. 科研中开业护士的权利与义务

(八) 护士要为实现护理专业目标和提高护理标准而奋斗

1. 对公众的责任
2. 对学科的责任
3. 对护生的责任

(九) 护士要为护理专业创造和保持一个有利于提高护理质量的就业条件而奋斗

1. 对就业条件的责任
2. 集体行动
3. 个人行动

(十) 护士要为保持护理专业的诚实正直而奋斗,不使社会公众受蒙蔽

1. 广告宣传(规定广告、名片、招牌的规格和内容)
2. 称号和标志的使用
3. 不推荐产品及服务
4. 防止患者上当
5. 宣布否认冒名介绍产品

(十一) 护士要协同医务人员以及其他市民,为满足本地区全国的公共卫生需要而奋斗

1. 质量护理是一种权利
2. 对卫生事业消费者的义务
3. 同其他学科的关系
4. 同医学的关系
5. 利害冲突

附录三 希波克拉底誓词

这篇誓词相传为希波克拉底所写,实际上是希氏门人在老师死后草拟,供收徒时宣誓所用。它只是毕达哥拉斯学派的一家之言,并不代表古希腊的一般思想。但它事实上却成为后世许多医德准则的基础。近代各国许多医学生毕业时,举行宣誓仪式多以本文或稍加修

改作誓词。这篇译文和普遍流传者稍有出入。

我要在阿波罗医圣、阿斯克里彼斯医神、健康之神、药神和诸天神圣面前发誓，请他们作证，我一定按照我的能力和判断，信守这个誓词和这个合同。

我把教我学艺的人当做父母，终生作他的同伴，如果他需要金钱，我分给他一部分；他的后代，我当做自己的兄弟，如果他想学艺，我一定免费教他，也不订合同；我要把一部分箴言、口头秘诀以及其他知识教给自己的儿子、师傅的儿子以及按照医门法律签过合同、宣过誓的门徒。

我要按照我的能力和判断，为了病人的利益，运用一切饮食措施；我要使饮食措施不会伤人和陷于不义。

如果人家想要毒人的药物，我决不给予任何人，我也决不对这种效应提出建议。同样我决不把堕胎药给予妇人。我要保护自己生命和技艺的纯洁和神圣。

我决不开刀，即使对结石患者也这样。但我一定乐意把这事转给从事这项工作的人。

无论我上谁家的门，我一定是为病家的利益而来，决不能有伤天害理的念头，也不能有任何恶意，特别是决不能同男人或女人发生性关系，无论对方是自由民还是奴隶。

在我行医过程，或者是行医以外看到的和听到的有关人们生活的事情，决不张扬出去，我一定把讲这样的事情看做是耻辱。

如果我能信守这个誓词，同时不破坏这个誓词，但愿我在众人当中，以及在未来的日子里，我的生命和医道得到光荣和信誉。如果我违背誓词和心口不一，但愿我落得相反的下场。

附录四　后希波克拉底誓词

一个医生所承诺的促进病人利益的义务：

我保证履行我的专业，并自愿承担帮助病人的义务，我的义务是基于病人所处的软弱不利地位，以及他必然给予我和我的专业能力的完全信任。所以，我保证把促进病人多方面的利益作为我的专业伦理的第一原则。由于承认这种约束，我接受下列义务，只有病人或病人的合法代理人才能解除我这些义务：

1. 将病人的利益置于我专业实践的中心，并在情况需要时置于我自己的利益之上。
2. 拥有和保持我的专业要求的知识和技能的能力。
3. 承认我的能力的局限，只要我的病人需要，我将向我的各种卫生专业的同事求助。
4. 尊重我及其他卫生专业同事的价值和信念，并承担道德责任。
5. 用同等的关切和献身精神关怀所有需要我帮助的人，不管他们有没有能力付酬。
6. 主要为了我的病人的最佳期利益，而不是主要为了推进社会的、政治的、财政的政策或我自己的利益而行动。
7. 尊重我的病人的道德权利，明确地、清楚地、用病人理解的语言说明他或她的疾病的性质，以及我建议采用的治疗的好处和危险。
8. 帮助我的病人做出与他们的价值和信念一致的选择，不强迫、不欺骗、不口是心非。
9. 对我听到、知道和看到的保守秘密，作为我关怀病人的一个必要部分，除非对别人有明确的、严重的、直接伤害的危险。

附录五　南丁格尔誓约

本誓约是南丁格尔为护士所立的誓约。费洛伦斯·南丁格尔（Florence Nightingale，1820—1910），世界著名护理专家，近代护理教育的创始人，护理学的奠基人。

余谨与上帝及公众宣誓，愿吾一生纯洁忠诚服务，勿为有损无益之事，勿取服或故用有害之药，当尽予力以增高吾职业之程度，凡服务时所知所闻之个人私事及一切家务均当谨守秘密，予将以忠诚勉助医生行事，并专心致志以注意授予护理者之幸福。

附录六　大医精诚

（孙思邈《千金方》）

学者必须博极医源，精勤不倦，不得道听途说，而言医道已了，深自误哉！凡大医治病，必当安神定志，无欲无求，先发大慈恻隐之心，誓愿普救含灵之苦。若有疾厄来求救者，不得问其贵贱贫富，长幼妍媸，怨亲善友，华夷愚智，普同一等，皆如至亲之想；亦不得瞻前顾后，自虑吉凶，护惜生命。见彼苦恼，若己有之，深心凄怆，勿避险恶、昼夜、寒暑、饥渴、疲劳，一心赴救，无作功夫形迹之心，如此可为苍生大医，反此则是含灵巨贼……其有患疮痍、下痢，臭秽不可瞻视，人所恶见者，但发惭愧凄怜忧恤之意，不得起一念芥蒂之心，是吾之志也。夫大医之体，欲得澄神内视，望之俨然，宽裕汪汪，不皎不昧。省病诊疾，至意深心，详察形候，纤毫勿失，处判针药，无得参差。虽曰病宜速救，要须临事不惑，唯当审谛覃思，不得于性命之上，率尔自逞俊快，邀射名誉，甚不仁矣！又到病家，纵绮罗满目，勿左右顾盼，丝竹凑耳，无得似有所娱，珍馐迭荐，食如无味。……夫为医之法，不得多语调笑，谈谑喧哗，道说是非，议论人物，炫耀声名，訾毁诸医，自矜己德；偶然治瘥一病，则昂头戴面，而有自许之貌，谓天下无双。此医人之膏肓也。……医人不得恃己所长，专心经略财物，但作救苦之心。

附录七　医务人员医德规范及实施办法

（中华人民共和国卫生部　1988 年 12 月 15 日）

第一条　为加强卫生系统社会主义精神文明建设，提高医务人员的职业道德素质，改善和提高医疗服务质量，全心全意为人民服务，特制定医德规范及实施办法（以下简称“规范”）。

第二条　医德，即医务人员的职业道德，是医务人员应具备的思想品质，是医务人员与病人，社会以及医务人员之间关系的总和。医德规范是指导医务人员进行医疗活动的思想和行为的准则。

第三条　医德规范如下：

（一）救死扶伤，实行社会主义的人道主义。时刻为病人着想，千方百计为病人解除病痛。

（二）尊重病人的人格与权利，对待病人，不分民族、性别、职业、地位、财产状况，都应一视同仁。

（三）文明礼貌服务。举止端庄，语言文明，态度和蔼，同情、关心和体贴病人。

（四）廉洁奉公。自觉遵纪守法，不以医谋私。

（五）为病人保守医密，实行保护性医疗，不泄露病人隐私与秘密。

（六）互学互尊，团结协作。正确处理同行同事间的关系。

（七）严谨求实，奋发进取，钻研医术，精益求精。不断更新知识，提高技术水平。

第四条　为使本规范切实得到贯彻落实，必须坚持进行医德教育，加强医德医风建设，认真进行医德考核与评价。

第五条　各医疗单位都必须把医德教育和医德医风建设作为目标管理的重要内容，作为衡量和评价一个单位工作好坏的重要标准。

第六条　医德教育应以正面教育为主，理论联系实际，注重实效，长期坚持不懈。要实行医院新成员的上岗前教育，使之形成制度。未经上岗前培训不得上岗。

第七条　各医疗单位都应建立医德考核与评价制度，制定医德考核标准及考核办法，定期或者随时进行考核，并建立医德考核档案。

第八条　医德考核与评价方法可分为自我评价、社会评价、科室考核和上级考核。特别要注重社会评价，经常听取患者和社会各界的意见，接受人民群众的监督。

第九条 对医务人员医德考核结果，要作为应聘、提薪、晋升以及评选先进工作者的首要条件。

第十条 实行奖优罚劣。对严格遵守医德规范、医德高尚的个人，应予表彰和奖励。对于不认真遵守医德规范者，应进行批评教育。对于严重违反医德规范，经教育不改者，应分别情况给予处分。

第十一条 本规范适用于全国各级各类医院、诊所的医务人员，包括医生、护士、医技科室人员，管理人员和工勤人员也要参照本规范的精神执行。

第十二条 各省、自治区、直辖市卫生厅局和各医疗单位可遵照本规范精神和要求，制定医德规范实施细则及具体办法。

第十三条 本规范自公布之日起实行。

附录八　医院工作人员守则

（中华人民共和国卫生部　1981年10月8日）

热爱祖国，热爱共产党，热爱社会主义，坚持马列主义、毛泽东思想。努力学习政治，刻苦钻研业务，做到又红又专。发扬救死扶伤，实行革命的人道主义精神，同情和尊重病人，全心全意为病人服务。带头遵守国家法令，模范地执行各项卫生法规。服从组织，关心集体，团结友爱，勇于开展批评与自我批评。对工作极端负责，严格执行规章制度和操作常规。廉洁奉公，坚守岗位，尽职尽责，自觉抵制不正之风。讲究文明礼貌，积极参加爱国卫生运动，美化环境，保持医院整洁、肃静。

附录九　中华人民共和国医学生誓词

（1991年国家教委高教司颁布）

健康所系，性命相托。

当我步入神圣医学，热爱祖国，忠于人民，恪守医德，尊师守纪，刻苦钻研，孜孜不倦，精益求精，全面发展。

我决心竭尽全力除人类之病痛，助健康之完美，维护医术的圣洁和荣誉。救死扶伤，不辞艰辛，执著追求，为祖国医药卫生事业的发展和人类身心健康奋斗终生。

附录十　中华人民共和国护士管理办法

（中华人民共和国卫生部　1993年3月26日）

第一章　总　　则

第一条 为加强护士管理，提高护理质量，保障医疗和护理安全，保护护士的合法权益，制定本办法。

第二条 本办法所称护士系指按本办法规定取得《中华人民共和国护士执业证书》并经过注册的护理专业技术人员。

第三条 国家发展护理事业，促进护理学科的发展，加强护士队伍建设，重视和发挥护士在医疗、预防、保健和康复工作中的作用。

第四条 护士的执业权利受法律保护。护士的劳动受全社会的尊重。

第五条 各省、自治区、直辖市卫生行政部门负责护士的监督管理。

第二章 考 试

第六条 凡申请护士执业者必须通过卫生部统一执业考试，取得《中华人民共和国护士执业证书》。

第七条 获得高等医学院校护理专业专科以上毕业文凭者，以及获得经省级以上卫生行政部门确认免考资格的普通中等卫生（护士）学校护理专业毕业文凭者，可以免于护士执业考试。

获得其他普通中等卫生（护士）学校护理专业毕业文凭者，可以申请护士执业考试。

第八条 护士执业考试每年举行一次。

第九条 护士执业考试的具体办法另行制定。

第十条 符合本办法第七条规定以及护士执业考试合格者，由省、自治区、直辖市卫生行政部门发给《中华人民共和国护士执业证书》。

第十一条 《中华人民共和国护士执业证书》由卫生部监制。

第三章 注 册

第十二条 获得《中华人民共和国护士执业证书》者，方可申请护士执业注册。

第十三条 护士注册机关为执业所在地的县级卫生行政部门。

第十四条 申请首次护士注册必须填写《护士注册申请表》，缴纳注册费，并向注册机关缴验：

（一）《中华人民共和国护士执业证书》；

（二）身份证明；

（三）健康检查证明；

（四）省级卫生行政部门规定提交的其他证明。

第十五条 注册机关在受理注册申请后，应当在三十日内完成审核，审核合格的，予以注册；审核不合格的，应当书面通知申请者。

第十六条 护士注册的有效期为二年。

护士连续注册，在前一注册期满前六十日，对《中华人民共和国护士执业证书》进行个人或集体校验注册。

第十七条 中断注册五年以上者，必须按省、自治区、直辖市卫生行政部门的规定参加临床实践三个月，并向注册机关提交有关证明，方可办理再次注册。

第十八条 有下列情形之一的，不予注册：

（一）服刑期间；

（二）因健康原因不能或不宜执行护理业务；

（三）违反本办法被中止或取消注册；

（四）其他不宜从事护士工作的。

第四章 执 业

第十九条 未经护士执业注册者不得从事护士工作。

护理专业在校生或毕业生进行专业实习，以及按本办法第十八条规定进行临床实践的，必须按照卫生部的有关规定在护士的指导下进行。

第二十条 护理员只能在护士的指导下从事临床生活护理工作。

第二十一条 护士在执业中应当正确执行医嘱，观察病人的身心状态，对病人进行科学的护理。遇紧急情况应及时通知医生并配合抢救，医生不在场时，护士应当采取力所能及的急救措施。

第二十二条 护士有承担预防保健工作、宣传防病治病知识、进行康复指导、开展健康教育、提供卫生咨询的义务。

第二十三条 护士执业必须遵守职业道德和医疗护理工作的规章制度及技术规范。

第二十四条 护士在执业中得悉就医者的隐私,不得泄露,但法律另有规定的除外。

第二十五条 遇有自然灾害、传染病流行、突发重大伤亡事故及其他严重威胁人群生命健康的紧急情况,护士必须服从卫生行政部门的调遣,参加医疗救护和预防保健工作。

第二十六条 护士依法履行职责的权利受法律保护,任何单位和个人不得侵犯。

第五章 罚 则

第二十七条 违反本办法第十九条规定,未经护士执业注册从事护士工作的,由卫生行政部门予以取缔。

第二十八条 非法取得《中华人民共和国护士执业证书》的,由卫生行政部门予以缴销。

第二十九条 护士执业违反医疗护理规章制度及技术规范的,由卫生行政部门视情节予以警告、责令改正、中止注册直至取消其注册。

第三十条 违反本办法第二十六条规定,非法阻挠护士依法执业或侵犯护士人身权利的,由护士所在单位提请公安机关予以治安行政处罚;情节严重,触犯刑律的,提交司法机关依法追究刑事责任。

第三十一条 违反本办法其他规定的,由卫生行政部门视情节予以警告、责令改正、中止注册直至取消其注册。

第三十二条 当事人对行政处理决定不服的,可以依照国家法律、法规的规定申请行政复议或者提起行政诉讼。当事人对行政处理决定不履行又未在法定期限内申请复议或提起诉讼的,卫生行政部门可以申请人民法院强制执行。

第六章 附 则

第三十三条 本办法实施前已经取得护士以上技术职称者,经省、自治区、直辖市卫生行政部门审核合格,发给《中华人民共和国护士执业证书》,并准许按本办法的规定办理护士执业注册。

本办法实施前从事护士工作但未取得护士职称者的执业证书颁发办法,由省、自治区、直辖市卫生行政部门根据本地区的实际情况和当事人实际水平作出具体规定。

第三十四条 境外人员申请在中华人民共和国境内从事护士工作的,必须依本办法的规定通过执业考试,取得《中华人民共和国护士执业证书》并办理注册。

第三十五条 护士申请开业及成立护理服务机构,由县级以上卫生行政部门比照医疗机构管理的有关规定审批。

第三十六条 本办法的解释权在卫生部。

第三十七条 本办法的实施细则由省、自治区、直辖市制定。

第三十八条 本办法自 1994 年 1 月 1 日起施行。

附录十一 护士条例

(中华人民共和国国务院令 第 517 号)

第一章 总 则

第一条 为了维护护士的合法权益,规范护理行为,促进护理事业发展,保障医疗安全和人体健康,制定本条例。

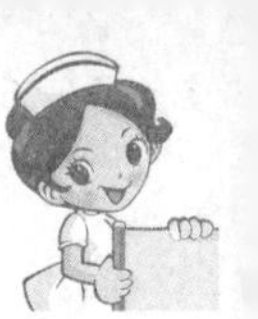

第二条 本条例所称护士，是指经执业注册取得护士执业证书，依照本条例规定从事护理活动，履行保护生命、减轻痛苦、增进健康职责的卫生技术人员。

第三条 护士人格尊严、人身安全不受侵犯。护士依法履行职责，受法律保护。

全社会应当尊重护士。

第四条 国务院有关部门、县级以上地方人民政府及其有关部门以及乡（镇）人民政府应当采取措施，改善护士的工作条件，保障护士待遇，加强护士队伍建设，促进护理事业健康发展。

国务院有关部门和县级以上地方人民政府应当采取措施，鼓励护士到农村、基层医疗卫生机构工作。

第五条 国务院卫生主管部门负责全国的护士监督管理工作。

县级以上地方人民政府卫生主管部门负责本行政区域的护士监督管理工作。

第六条 国务院有关部门对在护理工作中做出杰出贡献的护士，应当授予全国卫生系统先进工作者荣誉称号或者颁发白求恩奖章，受到表彰、奖励的护士享受省部级劳动模范、先进工作者待遇；对长期从事护理工作的护士应当颁发荣誉证书。具体办法由国务院有关部门制定。

县级以上地方人民政府及其有关部门对本行政区域内做出突出贡献的护士，按照省、自治区、直辖市人民政府的有关规定给予表彰、奖励。

第二章 执业注册

第七条 护士执业，应当经执业注册取得护士执业证书。

申请护士执业注册，应当具备下列条件：

（一）具有完全民事行为能力；

（二）在中等职业学校、高等学校完成国务院教育主管部门和国务院卫生主管部门规定的普通全日制3年以上的护理、助产专业课程学习，包括在教学、综合医院完成8个月以上护理临床实习，并取得相应学历证书；

（三）通过国务院卫生主管部门组织的护士执业资格考试；

（四）符合国务院卫生主管部门规定的健康标准。

护士执业注册申请，应当自通过护士执业资格考试之日起3年内提出；逾期提出申请的，除应当具备前款第（一）项、第（二）项和第（四）项规定条件外，还应当在符合国务院卫生主管部门规定条件的医疗卫生机构接受3个月临床护理培训并考核合格。

护士执业资格考试办法由国务院卫生主管部门会同国务院人事部门制定。

第八条 申请护士执业注册的，应当向拟执业地省、自治区、直辖市人民政府卫生主管部门提出申请。收到申请的卫生主管部门应当自收到申请之日起20个工作日内做出决定，对具备本条例规定条件的，准予注册，并发给护士执业证书；对不具备本条例规定条件的，不予注册，并书面说明理由。

护士执业注册有效期为5年。

第九条 护士在其执业注册有效期内变更执业地点的，应当向拟执业地省、自治区、直辖市人民政府卫生主管部门报告。收到报告的卫生主管部门应当自收到报告之日起7个工作日内为其办理变更手续。护士跨省、自治区、直辖市变更执业地点的，收到报告的卫生主管部门还应当向其原执业地省、自治区、直辖市人民政府卫生主管部门通报。

第十条 护士执业注册有效期届满需要继续执业的，应当在护士执业注册有效期届满前30日向执业地省、自治区、直辖市人民政府卫生主管部门申请延续注册。收到申请的卫生主管部门对具备本条例规定条件的，准予延续，延续执业注册有效期为5年；对不具备本条例规定条件的，不予延续，并书面说明理由。

护士有行政许可法规定的应当予以注销执业注册情形的，原注册部门应当依照行政许可法的规定注销其执业注册。

第十一条 县级以上地方人民政府卫生主管部门应当建立本行政区域的护士执业良好记录和不良记录，并将该记录记入护士执业信息系统。

护士执业良好记录包括护士受到的表彰、奖励以及完成政府指令性任务的情况等内容。护士执业不良记录包括护士因违反本条例以及其他卫生管理法律、法规、规章或者诊疗技术规范的规定受到行政处罚、处分的情况等内容。

第三章 权利和义务

第十二条 护士执业，有按照国家有关规定获取工资报酬、享受福利待遇、参加社会保险的权利。任何单位或者个人不得克扣护士工资，降低或者取消护士福利等待遇。

第十三条 护士执业，有获得与其所从事的护理工作相适应的卫生防护、医疗保健服务的权利。从事直接接触有毒有害物质、有感染传染病危险工作的护士，有依照有关法律、行政法规的规定接受职业健康监护的权利；患职业病的，有依照有关法律、行政法规的规定获得赔偿的权利。

第十四条 护士有按照国家有关规定获得与本人业务能力和学术水平相应的专业技术职务、职称的权利；有参加专业培训、从事学术研究和交流、参加行业协会和专业学术团体的权利。

第十五条 护士有获得疾病诊疗、护理相关信息的权利和其他与履行护理职责相关的权利，可以对医疗卫生机构和卫生主管部门的工作提出意见和建议。

第十六条 护士执业，应当遵守法律、法规、规章和诊疗技术规范的规定。

第十七条 护士在执业活动中，发现患者病情危急，应当立即通知医师；在紧急情况下为抢救垂危患者生命，应当先行实施必要的紧急救护。

护士发现医嘱违反法律、法规、规章或者诊疗技术规范规定的，应当及时向开具医嘱的医师提出；必要时，应当向该医师所在科室的负责人或者医疗卫生机构负责医疗服务管理的人员报告。

第十八条 护士应当尊重、关心、爱护患者，保护患者的隐私。

第十九条 护士有义务参与公共卫生和疾病预防控制工作。发生自然灾害、公共卫生事件等严重威胁公众生命健康的突发事件，护士应当服从县级以上人民政府卫生主管部门或者所在医疗卫生机构的安排，参加医疗救护。

第四章 医疗卫生机构的职责

第二十条 医疗卫生机构配备护士的数量不得低于国务院卫生主管部门规定的护士配备标准。

第二十一条 医疗卫生机构不得允许下列人员在本机构从事诊疗技术规范规定的护理活动：

（一）未取得护士执业证书的人员；

（二）未依照本条例第九条的规定办理执业地点变更手续的护士；

（三）护士执业注册有效期届满未延续执业注册的护士。

在教学、综合医院进行护理临床实习的人员应当在护士指导下开展有关工作。

第二十二条 医疗卫生机构应当为护士提供卫生防护用品，并采取有效的卫生防护措施和医疗保健措施。

第二十三条 医疗卫生机构应当执行国家有关工资、福利待遇等规定，按照国家有关规定为在本机构从事护理工作的护士足额缴纳社会保险费用，保障护士的合法权益。

对在艰苦边远地区工作，或者从事直接接触有毒有害物质、有感染传染病危险工作的护士，所在医疗卫生机构应当按照国家有关规定给予津贴。

第二十四条 医疗卫生机构应当制定、实施本机构护士在职培训计划，并保证护士接受培训。

护士培训应当注重新知识、新技术的应用；根据临床专科护理发展和专科护理岗位的需要，开展对护士的专科护理培训。

第二十五条 医疗卫生机构应当按照国务院卫生主管部门的规定，设置专门机构或者配备专(兼)职人员负责护理管理工作。

第二十六条 医疗卫生机构应当建立护士岗位责任制并进行监督检查。

护士因不履行职责或者违反职业道德受到投诉的，其所在医疗卫生机构应当进行调查。经查证属实的，医疗卫生机构应当对护士做出处理，并将调查处理情况告知投诉人。

第五章 法律责任

第二十七条 卫生主管部门的工作人员未依照本条例规定履行职责，在护士监督管理工作中滥用职权、徇私舞弊，或者有其他失职、渎职行为的，依法给予处分；构成犯罪的，依法追究刑事责任。

第二十八条 医疗卫生机构有下列情形之一的，由县级以上地方人民政府卫生主管部门依据职责分工责令限期改正，给予警告；逾期不改正的，根据国务院卫生主管部门规定的护士配备标准和在医疗卫生机构合法执业的护士数量核减其诊疗科目，或者暂停其6个月以上1年以下执业活动；国家举办的医疗卫生机构有下列情形之一、情节严重的，还应当对负有责任的主管人员和其他直接责任人员依法给予处分：

(一) 违反本条例规定，护士的配备数量低于国务院卫生主管部门规定的护士配备标准的；

(二) 允许未取得护士执业证书的人员或者允许未依照本条例规定办理执业地点变更手续、延续执业注册有效期的护士在本机构从事诊疗技术规范规定的护理活动的。

第二十九条 医疗卫生机构有下列情形之一的，依照有关法律、行政法规的规定给予处罚；国家举办的医疗卫生机构有下列情形之一、情节严重的，还应当对负有责任的主管人员和其他直接责任人员依法给予处分：

(一) 未执行国家有关工资、福利待遇等规定的；

(二) 对在本机构从事护理工作的护士，未按照国家有关规定足额缴纳社会保险费用的；

(三) 未为护士提供卫生防护用品，或者未采取有效的卫生防护措施、医疗保健措施的；

(四) 对在艰苦边远地区工作，或者从事直接接触有毒有害物质、有感染传染病危险工作的护士，未按照国家有关规定给予津贴的。

第三十条 医疗卫生机构有下列情形之一的，由县级以上地方人民政府卫生主管部门依据职责分工责令限期改正，给予警告：

(一) 未制定、实施本机构护士在职培训计划或者未保证护士接受培训的；

(二) 未依照本条例规定履行护士管理职责的。

第三十一条 护士在执业活动中有下列情形之一的，由县级以上地方人民政府卫生主管部门依据职责分工责令改正，给予警告；情节严重的，暂停其6个月以上1年以下执业活动，直至由原发证部门吊销其护士执业证书：

(一) 发现患者病情危急未立即通知医师的；

(二) 发现医嘱违反法律、法规、规章或者诊疗技术规范的规定，未依照本条例第十七条的规定提出或者报告的；

(三) 泄露患者隐私的；

(四) 发生自然灾害、公共卫生事件等严重威胁公众生命健康的突发事件，不服从安排参加医疗救护的。

护士在执业活动中造成医疗事故的，依照医疗事故处理的有关规定承担法律责任。

第三十二条 护士被吊销执业证书的，自执业证书被吊销之日起2年内不得申请执业注册。

第三十三条 扰乱医疗秩序，阻碍护士依法开展执业活动，侮辱、威胁、殴打护士，或者有其他侵犯护士合法权益行为的，由公安机关依照治安管理处罚法的规定给予处罚；构成犯罪的，依法追究刑事责任。

第六章 附 则

第三十四条 本条例施行前按照国家有关规定已经取得护士执业证书或者护理专业技术职称、从事护理活动的人员，经执业地省、自治区、直辖市人民政府卫生主管部门审核合格，换领护士执业证书。

本条例施行前，尚未达到护士配备标准的医疗卫生机构，应当按照国务院卫生主管部门规定的实施步骤，自本条例施行之日起3年内达到护士配备标准。

第三十五条 本条例自2008年5月12日起施行。

附录十二 医疗机构从业人员行为规范

（中华人民共和国卫生部、国家食品药品监督管理局
和国家中医药管理局组织制定 2012年6月）

第一章 总 则

第一条 为规范医疗机构从业人员行为，根据医疗卫生有关法律法规、规章制度，结合医疗机构实际，制定本规范。

第二条 本规范适用于各级各类医疗机构内所有从业人员，包括：

（一）管理人员。指在医疗机构及其内设各部门、科室从事计划、组织、协调、控制、决策等管理工作的人员。

（二）医师。指依法取得执业医师、执业助理医师资格，经注册在医疗机构从事医疗、预防、保健等工作的人员。

（三）护士。指经执业注册取得护士执业证书，依法在医疗机构从事护理工作的人员。

（四）药学技术人员。指依法经过资格认定，在医疗机构从事药学工作的药师及技术人员。

（五）医技人员。指医疗机构内除医师、护士、药学技术人员之外从事其他技术服务的卫生专业技术人员。

（六）其他人员。指除以上五类人员外，在医疗机构从业的其他人员，主要包括物资、总务、设备、科研、教学、信息、统计、财务、基本建设、后勤等部门工作人员。

第三条 医疗机构从业人员，既要遵守本文件所列基本行为规范，又要遵守与职业相对应的分类行为规范。

第二章 医疗机构从业人员基本行为规范

第四条 以人为本，践行宗旨。坚持救死扶伤、防病治病的宗旨，发扬大医精诚理念和人道主义精神，以病人为中心，全心全意为人民健康服务。

第五条 遵纪守法，依法执业。自觉遵守国家法律法规，遵守医疗卫生行业规章和纪律，严格执行所在医疗机构各项制度规定。

第六条 尊重患者，关爱生命。遵守医学伦理道德，尊重患者的知情同意权和隐私权，为患者保守医疗秘密和健康隐私，维护患者合法权益；尊重患者被救治的权利，不因种族、宗教、地域、贫富、地位、残疾、疾病等歧视患者。

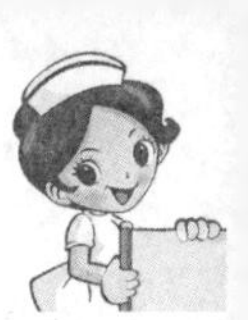

第七条　优质服务，医患和谐。言语文明，举止端庄，认真践行医疗服务承诺，加强与患者的交流与沟通，积极带头控烟，自觉维护行业形象。

第八条　廉洁自律，恪守医德。弘扬高尚医德，严格自律，不索取和非法收受患者财物，不利用执业之便谋取不正当利益；不收受医疗器械、药品、试剂等生产、经营企业或人员以各种名义、形式给予的回扣、提成，不参加其安排、组织或支付费用的营业性娱乐活动；不骗取、套取基本医疗保障资金或为他人骗取、套取提供便利；不违规参与医疗广告宣传和药品医疗器械促销，不倒卖号源。

第九条　严谨求实，精益求精。热爱学习，钻研业务，努力提高专业素养，诚实守信，抵制学术不端行为。

第十条　爱岗敬业，团结协作。忠诚职业，尽职尽责，正确处理同行同事间关系，互相尊重，互相配合，和谐共事。

第十一条　乐于奉献，热心公益。积极参加上级安排的指令性医疗任务和社会公益性的扶贫、义诊、助残、支农、援外等活动，主动开展公众健康教育。

第三章　管理人员行为规范

第十二条　牢固树立科学的发展观和正确的业绩观，加强制度建设和文化建设，与时俱进，创新进取，努力提升医疗质量、保障医疗安全、提高服务水平。

第十三条　认真履行管理职责，努力提高管理能力，依法承担管理责任，不断改进工作作风，切实服务临床一线。

第十四条　坚持依法、科学、民主决策，正确行使权力，遵守决策程序，充分发挥职工代表大会作用，推进院务公开，自觉接受监督，尊重员工民主权利。

第十五条　遵循公平、公正、公开原则，严格人事招录、评审、聘任制度，不在人事工作中谋取不正当利益。

第十六条　严格落实医疗机构各项内控制度，加强财物管理，合理调配资源，遵守国家采购政策，不违反规定干预和插手药品、医疗器械采购和基本建设等工作。

第十七条　加强医疗、护理质量管理，建立健全医疗风险管理机制。

第十八条　尊重人才，鼓励公平竞争和学术创新，建立完善科学的人员考核、激励、惩戒制度，不从事或包庇学术造假等违规违纪行为。

第十九条　恪尽职守，勤勉高效，严格自律，发挥表率作用。

第四章　医师行为规范

第二十条　遵循医学科学规律，不断更新医学理念和知识，保证医疗技术应用的科学性、合理性。

第二十一条　规范行医，严格遵循临床诊疗和技术规范，使用适宜诊疗技术和药物，因病施治，合理医疗，不隐瞒、误导或夸大病情，不过度医疗。

第二十二条　学习掌握人文医学知识，提高人文素质，对患者实行人文关怀，真诚、耐心与患者沟通。

第二十三条　认真执行医疗文书书写与管理制度，规范书写、妥善保存病历材料，不隐匿、伪造或违规涂改、销毁医学文书及有关资料，不违规签署医学证明文件。

第二十四条　依法履行医疗质量安全事件、传染病疫情、药品不良反应、食源性疾病和涉嫌伤害事件或非正常死亡等法定报告职责。

第二十五条　认真履行医师职责，积极救治，尽职尽责为患者服务，增强责任安全意识，努力防范和控制医疗责任差错事件。

第二十六条 严格遵守医疗技术临床应用管理规范和单位内部规定的医师执业等级权限，不违规临床应用新的医疗技术。

第二十七条 严格遵守药物和医疗技术临床试验有关规定，进行实验性临床医疗，应充分保障患者本人或其家属的知情同意权。

第五章 护士行为规范

第二十八条 不断更新知识，提高专业技术能力和综合素质，尊重关心爱护患者，保护患者的隐私，注重沟通，体现人文关怀，维护患者的健康权益。

第二十九条 严格落实各项规章制度，正确执行临床护理实践和护理技术规范，全面履行医学照顾、病情观察、协助诊疗、心理支持、健康教育和康复指导等护理职责，为患者提供安全优质的护理服务。

第三十条 工作严谨、慎独，对执业行为负责。发现患者病情危急，应立即通知医师；在紧急情况下为抢救垂危患者生命，应及时实施必要的紧急救护。

第三十一条 严格执行医嘱，发现医嘱违反法律、法规、规章或者临床诊疗技术规范，应及时与医师沟通或按规定报告。

第三十二条 按照要求及时准确、完整规范书写病历，认真管理，不伪造、隐匿或违规涂改、销毁病历。

第六章 药学技术人员行为规范

第三十三条 严格执行药品管理法律法规，科学指导合理用药，保障用药安全、有效。

第三十四条 认真履行处方调剂职责，坚持查对制度，按照操作规程调剂处方药品，不对处方所列药品擅自更改或代用。

第三十五条 严格履行处方合法性和用药适宜性审核职责。对用药不适宜的处方，及时告知处方医师确认或者重新开具；对严重不合理用药或者用药错误的，拒绝调剂。

第三十六条 协同医师做好药物使用遴选和患者用药适应证、使用禁忌、不良反应、注意事项和使用方法的解释说明，详尽解答用药疑问。

第三十七条 严格执行药品采购、验收、保管、供应等各项制度规定，不私自销售、使用非正常途径采购的药品，不违规为商业目的统方。

第三十八条 加强药品不良反应监测，自觉执行药品不良反应报告制度。

第七章 医技人员行为规范

第三十九条 认真履行职责，积极配合临床诊疗，实施人文关怀，尊重患者，保护患者隐私。

第四十条 爱护仪器设备，遵守各类操作规范，发现患者的检查项目不符合医学常规的，应及时与医师沟通。

第四十一条 正确运用医学术语，及时、准确出具检查、检验报告，提高准确率，不谎报数据，不伪造报告。发现检查检验结果达到危急值时，应及时提示医师注意。

第四十二条 指导和帮助患者配合检查，耐心帮助患者查询结果，对接触传染性物质或放射性物质的相关人员，进行告知并给予必要的防护。

第四十三条 合理采集、使用、保护、处置标本，不违规买卖标本，谋取不正当利益。

第八章 其他人员行为规范

第四十四条 热爱本职工作，认真履行岗位职责，增强为临床服务的意识，保障医疗机构正常运营。

第四十五条 刻苦学习，钻研技术，熟练掌握本职业务技能，认真执行各项具体工作制度和技术操作常规。

第四十六条 严格执行财务、物资、采购等管理制度，认真做好设备和物资的计划、采购、保管、报废等工作，廉洁奉公，不谋私利。

第四十七条 严格执行临床教学、科研有关管理规定，保证患者医疗安全和合法权益，指导实习及进修人员严格遵守服务范围，不越权越级行医。

第四十八条 严格执行医疗废物处理规定，不随意丢弃、倾倒、堆放、使用、买卖医疗废物。

第四十九条 严格执行信息安全和医疗数据保密制度，加强医院信息系统药品、高值耗材统计功能管理，不随意泄露、买卖医学信息。

第五十条 勤俭节约，爱护公物，落实安全生产管理措施，保持医疗机构环境卫生，为患者提供安全整洁、舒适便捷、秩序良好的就医环境。

第九章 实施与监督

第五十一条 医疗机构行政领导班子负责本规范的贯彻实施。主要责任人要以身作则，模范遵守本规范，同时抓好本单位的贯彻实施。

第五十二条 医疗机构相关职能部门协助行政领导班子抓好本规范的落实，纪检监察纠风部门负责对实施情况进行监督检查。

第五十三条 各级卫生行政部门要加强对辖区内各级各类医疗机构及其从业人员贯彻执行本规范的监督检查。

第五十四条 医疗卫生有关行业组织应结合自身职责，配合卫生行政部门做好本规范的贯彻实施，加强行业自律性管理。

第五十五条 医疗机构及其从业人员实施和执行本规范的情况，应列入医疗机构校验管理和医务人员年度考核、医德考评和医师定期考核的重要内容，作为医疗机构等级评审、医务人员职称晋升、评先评优的重要依据。

第五十六条 医疗机构从业人员违反本规范的，由所在单位视情节轻重，给予批评教育、通报批评、取消当年评优评职资格或低聘、缓聘、解职待聘、解聘。其中需要追究党纪、政纪责任的，由有关纪检监察部门按照党纪政纪案件的调查处理程序办理；需要给予行政处罚的，由有关卫生行政部门依法给予相应处罚；涉嫌犯罪的，移送司法机关依法处理。

第十章 附 则

第五十七条 本规范适用于经注册在村级医疗卫生机构从业的乡村医生。

第五十八条 医疗机构内的实习人员、进修人员、签订劳动合同但尚未进行执业注册的人员和外包服务人员等，根据其在医疗机构内从事的工作性质和职业类别，参照相应人员分类执行本规范。

第五十九条 本规范由卫生部、国家中医药管理局、国家食品药品监督管理局负责解释。

第六十条 本规范自公布之日起施行。

参考文献

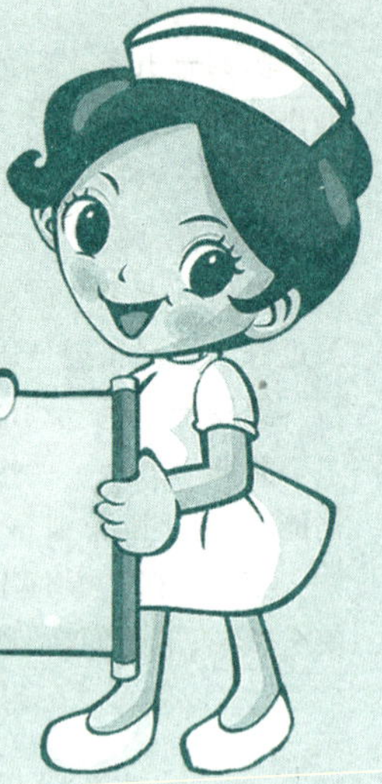

1. 孙福川. 医学伦理学教程. 黑龙江:黑龙江科学技术出版社,1993
2. 贺铭海等. 医学伦理学. 北京:红旗出版社,1993
3. 杜金香等. 医学伦理学教程. 北京:科学出版社,1998
4. 曾庆书. 护理伦理学. 贵阳:贵州科技出版社,1991
5. 李本富等. 护理伦理学. 第 2 版. 北京:科学出版社,1992
6. 张晨. 护理伦理学教程. 上海:第二军医大学出版社,2002
7. 中华护理学会. 南丁格尔奖章中国得主. 北京:大众文艺出版社,1997
8. 李本富等. 临床案例伦理分析. 北京:科学出版社,2000
9. 罗志平. 医务人员职业道德. 北京:高等教育出版社,1993
10. 孙隆椿. 预防保健人员职业道德读本. 北京:中国人事出版社,1994
11. 何兆雄等. 医学伦理学导论. 南宁:广西教育出版社,1990
12. 唐凯麟. 伦理学教程. 长沙:湖南师范大学出版社,1992
13. 丘祥兴. 医学伦理学. 第 2 版. 北京:人民卫生出版社,2003
14. 冯泽永. 医学伦理学. 北京:科学出版社,2002
15. 沈铭贤. 生命伦理学. 北京:高等教育出版社,2003
16. 李润华等. 医学伦理学. 长沙:中南大学出版社,2003
17. 王卫红. 护理伦理学. 北京:清华大学出版社,2006
18. 瞿晓敏. 护理伦理学. 上海:复旦大学出版社,2011
19. 袁丽容. 护理伦理学. 北京:科学出版社,2012
20. 尹梅. 护理伦理学. 北京:人民卫生出版社,2012

郑重声明

高等教育出版社依法对本书享有专有出版权。任何未经许可的复制、销售行为均违反《中华人民共和国著作权法》，其行为人将承担相应的民事责任和行政责任；构成犯罪的，将被依法追究刑事责任。为了维护市场秩序，保护读者的合法权益，避免读者误用盗版书造成不良后果，我社将配合行政执法部门和司法机关对违法犯罪的单位和个人进行严厉打击。社会各界人士如发现上述侵权行为，希望及时举报，本社将奖励举报有功人员。

反盗版举报电话　(010)58581897　58582371　58581879

反盗版举报传真　(010)82086060

反盗版举报邮箱　dd@hep.com.cn

通信地址　北京市西城区德外大街4号　高等教育出版社法务部

邮政编码　100120

短信防伪说明

本图书采用出版物短信防伪系统，用户购书后刮开封底防伪密码涂层，将16位防伪密码发送短信至106695881280，免费查询所购图书真伪。

反盗版短信举报

编辑短信“JB，图书名称，出版社，购买地点”发送至10669588128

短信防伪客服电话

(010)58582300

学习卡账号使用说明

本书所附防伪标兼有学习卡功能，登录“http://sve.hep.com.cn”或“http://sv.hep.com.cn”进入高等教育出版社中职网站，可了解中职教学动态、教材信息等；按如下方法注册后，可进行网上学习及教学资源下载：

(1)在中职网站首页选择相关专业课程教学资源网，点击后进入。

(2)在专业课程教学资源网页面上“我的学习中心”中，使用个人邮箱注册账号，并完成注册验证。

(3)注册成功后，邮箱地址即为登录账号。

学生：登录后点击“学生充值”，用本书封底上的防伪明码和密码进行充值，可在一定时间内获得相应课程学习权限与积分。学生可上网学习、下载资源和提问等。

中职教师：通过收集5个防伪明码和密码，登录后点击“申请教师”→“升级成为中职课程教师”，填写相关信息，升级成为教师会员，可在一定时间内获得授课教案、教学演示文摘、教学素材等相关教学资源。

使用本学习卡账号如有任何问题，请发邮件至：“4a_admin_zz@pub.hep.cn”。